AF366199

RÊVES DE FEMMES

Sous la direction de

RENÉ FRYDMAN
MURIEL FLIS-TRÈVES

RÊVES DE FEMMES

COLLOQUE

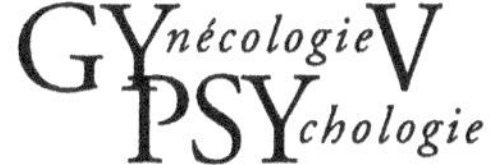

Avec É. Abécassis, M. Aisenstein, É. Bloch-Dano,
D. Borrillo et T. Pitois-Étienne, D. Brun,
M. Darrieussecq, G. Delaisi de Parseval, C. Éliacheff,
M. Iacub, Y. Knibiehler, H. Laznik, J. Mossuz-Lavau,
H. Parat, É. Pisier, M. Rufo, M. Segalen

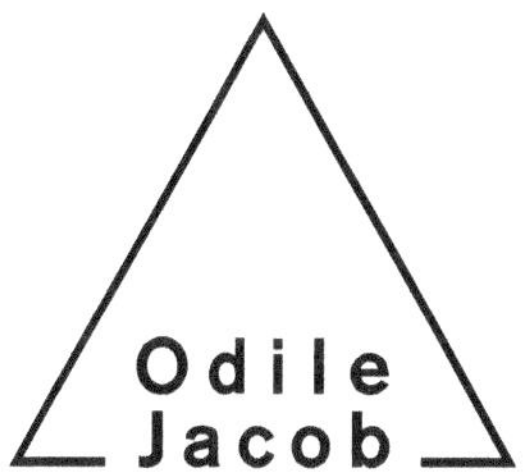

MATERNITÉ-ATTITUDE

Le bouleversement des circonstances de la procréation, survenu il y a une trentaine d'années, a
entraîné des retentissements sans précédent dont on
n'a pas fini de mesurer les effets psychologiques sur
les femmes en âge de procréer. Leur attitude face à la
procréation s'est modifiée. Elles font des bébés parce
qu'elles le veulent bien, elles ne cachent plus leurs
grossesses, elles s'exposent au grand jour dans les rues
et se dénudent en couverture de magazines ou se
livrent dans des confessions intimes à lire comme les
témoignages d'authentiques héroïnes.

Leurs grossesses sont impatiemment attendues,
leur dévoilant, disent-elles, une part inexplorée de leur
personnalité et parfois même les révélant à une nouvelle identité sociale. Désirer être mère est désormais à
entendre comme un projet ambitieux, précieux, souvent longuement espéré. Cet enthousiasme actuel pour
la maternité et cette propension à en faire des confi-
dences tirent leur raison d'être de certaines évolutions
majeures de ces dernières décennies, en un chemine-
ment qu'il conviendrait de préciser. Revenons donc sur
l'histoire de leurs mères, quelques années en arrière.

De la fatalité d'un destin biologique et de la contrainte à laquelle elle était soumise par ses maternités, la femme veut se libérer et faire de sa grossesse une décision volontaire. En 1967, la loi Neuwirth autorise enfin la contraception par la pilule. « Un enfant quand je veux si je veux » est le slogan phare de la célèbre manifestation des femmes (1970) et il résonne aujourd'hui encore comme un hymne au féminin maternel libéré. Cet espoir de libération pour les femmes qui annonce et précède de quelques années la dépénalisation de l'avortement et la loi sur l'IVG (loi Weil en 1975).

Ces dates, décisives et fondamentales, signent une authentique rupture avec les conditions antérieures de la procréation. Pour la première fois dans l'Histoire, les femmes pourront choisir de procréer au moment où elles le désireront.

Quant à celles qui « veulent un enfant » mais échouent dans ce projet, une autre révolution se prépare : celle des assistances médicales à la procréation. Si la contraception fait attendre le destin biologique en évitant la fatalité de la maternité, l'assistance médicale à la procréation (AMP) le contourne pour éviter la fatalité de la stérilité. En 1982, c'est la naissance d'Amandine[1].

Quinze ans, à peu près, séparent ces deux révolutions dans l'histoire de la procréation.

Si la contraception médicale a comme effet de consacrer la séparation entre le sexuel et la procréation en créant artificiellement une stérilité temporaire, l'AMP force, elle aussi, la séparation entre sexualité et procréation, dans le but, *a contrario* cette fois, d'une procréation. Une étape extraordinaire est franchie.

---

1. Première enfant née en France d'une fécondation *in vitro*, à l'hôpital Antoine-Béclère.

Certes, l'AMP demeure avant tout un traitement pour les femmes infertiles, mais son usage fortement médiatisé va en faire une source d'informations, de renseignements et d'espoir pour tous ceux qui désirent un enfant. Elle a eu des conséquences retentissantes et inattendues car, au-delà des victoires que cette technique a remportées sur l'infertilité, on peut faire l'hypothèse que l'actuelle valorisation merveilleuse de l'image de maternité et l'exposition médiatique de l'état de mère ne sont pas étrangères à ces combats pour procréer, dont la publicité a été éclatante.

L'assistance médicale à la procréation a aussi fait sortir de l'ombre tout un questionnement sur la sexualité, le désir, la maternité et... surtout sur la notion de désir d'enfant. Mais comment appréhender cet engouement pour la maternité au regard des combats féministes menés et gagnés quelques années plus tôt ? Quels sont les retentissements psychiques aujourd'hui pour ces femmes qui furent elles-mêmes des « enfants du désir ». Les femmes enceintes sont représentées comme des divinités, mais la vraie star, ce n'est pas la femme, c'est son ventre.

Faut-il voir dans leur « maternité-attitude » d'aujourd'hui une contradiction, voire une régression, par rapport aux victoires féministes récentes ?

Cette maternité affichée est vécue autrement qu'elle l'était par leur mère et leurs aïeules. Elles ne se seraient sûrement pas fait photographier arborant « le boulet millénaire de la nature[1] » alors qu'elles avaient bataillé pour sortir du carcan des grossesses et du travail ménager, seuls horizons de leur vie.

Les grossesses d'aujourd'hui se font, d'ailleurs, plus tardives car les mères sont souvent engagées

---

1. Elisabeth Badinter, *Lettre de l'OFCE*, n° 245, lundi 12 janvier 2004.

dans une profession et elles repoussent à plus tard, « lorsqu'elles seront prêtes », l'idée d'avoir un enfant.

Revers de médaille, parfois celle qui arrête sa pilule pour procréer lorsqu'elle le souhaite ne devient pas forcément enceinte immédiatement. Si, du coup, la grossesse se fait attendre, elle devient soudain encore plus désirée et plus précieuse, jusqu'à devenir un sujet de préoccupation.

La maternité et son désir sont devenus un sujet de réflexion pour tous. Certains parlent même de leur souffrance de ne pas réussir à procréer, des livres s'écrivent, des témoignages révèlent la volonté ardente d'avoir un enfant de soi.

Autour de 1975, on clamait très fort que la maternité et l'amour maternel ne comblaient pas. En 2005, le discours féminin sur la maternité est devenu tel que certaines féministes prennent la plume pour dénoncer[1] cette puissance affichée des futures mères. Elles expliquent que, loin d'être un progrès, elle ne corrige en rien les inégalités entre les hommes et les femmes. Le désir d'enfant exprimé, disent-elles, correspondrait plus à une injonction sociale qu'à la révélation d'un désir authentique !

Les femmes d'aujourd'hui se prétendent désirantes d'enfants et ce en opposition à leurs mères. Ces dernières, à l'époque, se vivaient comme désirantes de liberté et d'indépendance avant tout. Elles préféraient ne pas être mères ou choisissaient le moment de l'être. Si les mères ont milité pour ces droits et les ont obtenus, leurs filles « reconnaissantes » n'ont plus vraiment à se battre pour cette cause : elles profitent de ces acquis et revendiquent une attitude résolument différente face à la maternité. Se pourrait-il qu'en l'occurrence l'attitude des jeunes femmes arborant

---

1. Élisabeth Roudinesco, *La Famille en désordre*, Fayard, 2002 ; Elisabeth Badinter, *Fausse Route*, Odile Jacob, 2003.

fièrement leur ventre rond, jouissant de leur grossesse, souhaitant allaiter au sein, retardant le moment de reprendre leur profession, voire rêvant de ne plus travailler du tout, soit ressentie comme une réponse inattendue, ambiguë et déconcertante par rapport à ce qu'avaient projeté pour elles leurs mères féministes ? Ces dernières à leur tour ne seraient-elles pas déçues par leurs « enfants désirés », qui se révéleraient aujourd'hui décevants ?

Ce retour actuel en force du maternel suscite des inquiétudes :

> « Aujourd'hui on s'exhibe ! Je suis fascinée par toutes ces femmes mannequins, vedettes de cinéma qui posent nues, pour montrer leur ventre de femme enceinte. Quelle survalorisation de la grossesse ! On ne devrait pas encourager de cette façon les femmes à avoir des enfants. On ne leur tient jamais le discours de la responsabilité…, je crains fort que les générations futures ne voient, dans la maternité, que le glamour, et qu'elles n'aient pas suffisamment l'occasion de réfléchir à ce que cela veut dire, vraiment être mère[1]. »

Mais peut-on penser, comme l'affirment ces auteurs féministes, que les femmes se retrouveraient donc ignorantes de leur propre désir, manipulées, comme prises à nouveau dans un engrenage ?

Au fond, si toutes ces attitudes de glorification de la maternité et d'exaltation du désir d'enfant irritent ou étonnent, ce n'est peut-être pas seulement parce qu'elles semblent aller à contre-courant des victoires du féminisme. Les trentenaires qui font des enfants aujourd'hui ont été elles-mêmes les premiers enfants désirés. Elles sont, comme on les appelle, de la « génération du désir » ; leurs mères étaient de celle du « *baby-boom*[2] ».

---

1. Elisabeth Badinter, interview dans *Marie Claire*, 2003.
2. Jacqueline Rémy, *Nous sommes irrésistibles,* Seuil, 1990.

Elles ont été conçues comme des enfants précieux, attendus à un moment choisi, mais aussi nées de quelqu'un que l'amour maternel ne comblait pas. Et, malgré le « fameux désir » dont elles sont issues, elles peuvent penser, et certaines le disent même, qu'elles auraient pu être refusées, à l'instar de tous ceux que leur mère n'a pas souhaité avoir.

> « L'enfant né du désir est un enfant qui ne peut pas ignorer quelque part qu'il aurait pu ne pas être désiré[1]. »

Elles peuvent s'interroger sur ce que représente l'idée qu'elles auraient pu être éliminées à cause d'un mauvais *timing* ? Pourquoi est-ce moi qui suis là ? Pourquoi moi plus qu'une autre ?

> « Ma mère m'a raconté qu'avant moi et après moi un frère ou une sœur ont été refusés [...]. J'aurais pu ne pas être désirée puisque ma mère a avorté d'autres[2] ? »

> « L'enfant non désiré d'hier, fruit d'un accident, figure par excellence du malheur au regard de la sensibilité d'aujourd'hui, avait au moins la sécurité de devoir la vie à la vie, de s'ancrer dans l'objectivité d'un processus vivant dont les parents n'avaient été que les instruments aveugles[3]. »

Il est clair que les femmes trentenaires qui souhaitent procréer considèrent comme un bien précieux les succès du féminisme (contraception, IVG) et qu'elles admirent les combats de leurs mères. Mais si, conjointement, cet héritage féministe leur semblait, à certains égards, un peu trop pesant ? Et si, du coup,

---

1. Marcel Gauchet, « L'enfant du désir », *in Le Débat*, Gallimard, n° 132, novembre-décembre 2004.
2. Muriel Flis-Trèves, *Bébé attitude*, Plon, 2005.
3. Marcel Gauchet, « L'enfant du désir », *op. cit.*

leurs attitudes, leurs options personnelles n'étaient pas que provocantes ?

Charlotte, 34 ans, professeur de français, militante d'un parti de gauche :

> « Je n'ai pas le droit de dire haut et fort que mon seul désir, c'est d'avoir un enfant. Si je dis ça, je passe pour quelqu'un qui sape le boulot des féministes. Depuis les années 1970, il faut clamer partout que notre seul désir, à nous les filles, c'est d'être libres et indépendantes. C'est bien, je l'ai obtenu. Mais, maintenant, je veux aussi un enfant[1] ! »

« Un enfant si je veux, quand je veux » ne correspond plus aux aspirations des femmes d'aujourd'hui. Les libertés et l'indépendance gagnées par leurs mères sont acquises. Ces luttes ne sont pas oubliées, ni méprisées puisque c'est sur ce passé, ce terreau, qu'elles se sont construites. D'autres combats mobilisent désormais les trentenaires, d'autres luttes sont engagées comme celles contre l'injustice faite aux femmes, l'inégalité ou la violence à leur encontre.

Mais, aussi, un autre mode d'être face à la famille, où d'autres figures de l'homme et de l'enfant ont émergé. « Faut-il passer sa vie à la gagner plutôt que prendre ce temps pour son enfant ? », demande une trentenaire qui regrette que sa mère ait tant travaillé.

Glorifier la maternité, serait-ce un comportement de réparation du sentiment d'abandon qu'elles disent avoir éprouvé étant enfants ? Elles y opposeraient alors une dépendance volontaire acceptée face à l'enfant, l'expression d'un désir et souvent un plaisir à allaiter au sein, une lassitude de la course à la profession qu'avaient entamée leurs mères.

---

1. Laurent Guimier, Nicolas Charbonneau, *Génération 69*, Michalon, 2005.

Malgré tout, lorsqu'elles disent penser à arrêter de travailler « pour rentrer à la maison », elles semblent oublier que cette idée pourrait bien être une régression[1] : aller vers moins de partage des tâches domestiques, être dépendantes du seul salaire de leur conjoint, qui deviendrait l'unique pourvoyeur économique de la famille, être dominées par lui dans les choix de leur vie, ne plus décider librement de son existence.

Il existe aux États-Unis un syndrome dit de la *mommy madness*[2], développé par les Américaines, dont le *Time* a fait la une de son magazine : des trentenaires diplômées, aimant leur métier et y réussissant, décident, lorsqu'elles deviennent mères, de se faire licencier, de décrocher ou de démissionner. En France, au contraire, jamais les femmes n'ont aussi massivement envahi le marché du travail[3]. Mais qui sait... les Françaises développeront-elles la même attitude ?

Certains s'inquiètent de cette tentation du retour au foyer. Ce serait la conséquence d'une « mystification de la maternité ». Et si la maternité et la famille redeviennent des valeurs phares[4], les soi-disant « victimes » n'en ont pas la même interprétation que leurs mères, malgré tout le « respect » qu'elles leur portent.

L'attitude et les déclarations des trentenaires face à la maternité et au travail résonnent aux oreilles de leurs mères comme un reproche qui leur serait

____

1. Philippe Alonzo, Tania Angeloff, Margaret Maruani, « Travail, famille et genre : une relation à double sens », *in Femmes, genre et société*, ouvr. collectif sous la direction de Margaret Maruani, La Découverte, 2005.

2. « Interruptions volontaires de carrière », Sophie des Déserts, *Le Nouvel Observateur*, 16-22 juin 2005. « Mommy Madness. What happened when the girls who had it all became mothers ? », Judith Warner, 2005, *in The New Observer*, 16-22 juin 2005.

3. Évelyne Pisier, « Les illusions de la bébé attitude », *L'Express*, 11 juillet 2005.

4. Catherine Robin, « Diplômées et mères au foyer. Mais pourquoi rentrent-elles à la maison ? », *Elle*, 11 avril 2005.

adressé : pourquoi leur ont-elles transmis comme une tare le fait d'avoir des enfants, de revendiquer leur part féminine, d'aspirer à une vie familiale harmonieuse, sans plus vouloir être *addict* au travail ?

Le comportement de certaines femmes d'aujourd'hui est sans doute le fruit d'une interprétation douloureuse des motivations de leurs mères, auxquelles elles ne peuvent plus adhérer parce qu'elles disent en avoir pâti lorsqu'elles étaient elles-mêmes enfants. Elles savent que leurs mères privilégiaient l'indépendance plutôt que l'enfant et disent qu'elles se montraient à leur égard indisponibles. Elles ont la certitude qu'elles n'acceptaient pas tous les enfants qui se présentaient. Certaines expriment même parfois un regret des IVG de leurs mères, sans pour autant remettre l'IVG en général en question. « Certaines filles considèrent que leurs mères, à trop vouloir se battre pour leur indépendance, n'ont pas fait leur devoir maternel[1]. »

Cette « maternelle-attitude » actuellement revendiquée et survalorisée ne serait-elle pas à considérer comme une revanche, un règlement de comptes, une réparation ou une leçon à donner à leurs mères ?

Muriel FLIS-TRÈVES

---

1. Catherine Serrurier, « Mais pourquoi rentrent-elles à la maison ? », *Elle*, 11 avril 2005.

FÉMINISME ET DÉSIR D'ENFANT

Le féminisme, c'est l'autre face, trop longtemps cachée, de l'humanisme. Qu'est-ce que l'humanisme ? Une doctrine qui prend pour fin la personne humaine et son épanouissement. Or la personne humaine est sexuée, la sexuation étant la condition de la reproduction. Ce qui convient à l'épanouissement d'un individu de sexe masculin ne suffit pas toujours à l'épanouissement d'un individu de sexe féminin. Certes, l'humanisme est universel : en chacun de nous, c'est d'abord l'humain qui compte. Mais, dès lors que l'humain est sexué, ce qui n'est pas sexué n'est pas universel. Le féminisme veille à appliquer les principes de l'humanisme au deuxième sexe.

La différence entre les sexes a été remise en question ces dernières années, à juste titre : il fallait abattre les stéréotypes ancestraux. Tout est à repenser, à reconfigurer dans ce domaine. Mais, en matière de reproduction biologique, la différence résiste. S'il existe une seule, une dernière permanence du féminin, c'est au moment de l'enfantement qu'elle se manifeste, de manière indéniable (par la grossesse et l'accouchement). Pour certaines féministes, il y a là comme un défi : désirer un enfant, serait-ce restaurer, renforcer l'antique différence ? Il n'y a jamais eu de réponse claire et définitive, mais la réflexion est riche et nuancée. On peut observer sa progression à travers le temps, en quatre étapes : le temps des suffragistes (« suffragettes » est une forme de raillerie), le temps du *baby-boom*, le temps du MLF, le temps des procréations assistées.

Le temps des suffragistes

C'est ce qu'on appelle la « première vague » féministe, celle qui déferle au cours de la IIIe République. En vertu des valeurs républicaines qui viennent alors d'être réaffirmées – Liberté, Égalité – ces militantes réclament les mêmes droits civils et politiques que les hommes. Pour s'en montrer dignes, pour rassurer les pouvoirs masculins, elles évitent de mettre en cause la fonction maternelle. Au contraire, elles la valorisent, en la présentant comme un service social d'importance vitale, digne d'égard, de protection, de gratitude. Les premières femmes médecins notamment dénoncent la misère des mères démunies, qui accouchent dans des taudis, manquant de tout, et retournent au travail dès le lendemain, pour des journées de douze heures.

Dans de telles conditions, la question du désir d'enfant ne peut même pas émerger, elle est trop incongrue. Pour la plupart des gens, y compris les responsables politiques, les femmes sont faites pour enfanter, pour assurer la survie de l'espèce. Hippocrate disait déjà qu'elles ne peuvent pas en être dispensées, pas plus que les hommes ne peuvent être dispensés de porter les armes pour défendre la cité. Et plus tard l'ange Gabriel n'a pas demandé à Marie si elle désirait un enfant. Cependant, au seuil du XXe siècle cette mission féminine prioritaire n'est plus tout à fait aussi évidente, car un débat s'est ouvert au grand jour à propos de la maîtrise de la fécondité. Quelques apôtres audacieux, les néo-malthusiens, publient des brochures prêchant la réduction des naissances, et les distribuent aux portes des usines… Mais, dans le même temps, les démographes révèlent le déclin de la natalité, qui marque les statistiques depuis les années 1850. Les hommes d'État, les moralistes voient là une menace pour l'avenir de la patrie. Déjà, en 1870-1871, l'armée française a été écrasée par l'armée prussienne. En 1918, la France ne peut triompher que grâce à ses alliés, et l'hécatombe de la Première Guerre mondiale aggrave le déficit. Après 1918, les gouvernements successifs, qu'ils soient de droite ou de gauche, sont tous « natalistes », ils ne songent qu'à « faire naître ». Ils recourent d'abord à la répression, en promulguant les fameuses « lois scélérates » de 1920 et 1923, qui sanctionnaient sévèrement la propagande en faveur de la contraception et de l'avortement… Ils voulaient étouffer le mouvement néo-malthusien, ils ne se souciaient pas du désir des femmes.

En présence de telles tensions, les suffragistes sont resté(e)s prudent(e)s (sauf exceptions comme Madeleine Pelletier, Nelly Roussel). Ils ont concentré leurs efforts sur l'obtention du droit de suffrage, avec l'espoir que, quand les femmes voteraient, elles pourraient changer les lois. Le féminisme de la première vague a été qualifié de « maternaliste », parce qu'il a voulu protéger les mères sans poser la question de leur désir d'enfant.

Le temps du baby-boom[1]

Il coïncide, en gros, avec la IVe République. Certaines historiennes féministes y voient une double

---

1. *Cf.* Yvonne Knibiehler, *La Révolution maternelle*, Perrin, 1997.

régression. Première régression : la natalité remonte en flèche, comme si les femmes obéissaient passivement aux injonctions pressantes des natalistes. Seconde régression : les féministes ne se manifestent plus beaucoup. En effet, elles considèrent que l'essentiel est acquis, puisque d'une part les droits politiques ont été accordés aux femmes en 1944, et d'autre part l'institution de la Sécurité sociale assure aux mères toutes sortes d'avantages. En pratique, les anciennes militantes ne se démobilisent pas du tout, elles s'occupent de mettre en œuvre les lois nouvelles : on peut parler d'un féminisme de transition.

D'ailleurs, il faut savoir que l'explosion démographique du *baby-boom* cache des phénomènes complexes. Elle exprime, au lendemain d'épreuves très dures, un puissant regain de vitalité, la volonté de renaître, de construire un monde meilleur. Toutefois, les couples n'ont nullement renoncé à maîtriser leur fécondité, au contraire. En dépit des lois répressives datant des années 1920 (toujours en vigueur), les pratiques contraceptives sont ouvertement recherchées et se diversifient : même les chrétiens les plus pieux essaient et propagent des méthodes « naturelles » agréées par le magistère (méthode Ogino, méthode des températures, étreinte réservée). Les familles nombreuses se font rares. Et d'un autre coté l'avortement clandestin atteint des nombres records : environ mille par jour. Les dames de milieu aisé trouvent sans peine des cliniques discrètes où on les délivre moyennant finances. Mais les plus modestes ont recours aux faiseuses d'anges : en cas d'accident, on les emmène à l'hôpital où des médecins vertueux les curettent sans anesthésie, en les traitant de salopes. Face à l'évolution des mœurs, les interdits ancestraux prennent l'allure d'une monumentale hypocrisie.

Ce n'est pas un hasard si deux innovations marquent le milieu des années 1950. L'une, c'est l'accouchement dit « sans douleur », l'autre, l'association « Maternité heureuse » : l'une et l'autre témoignent à merveille de l'état d'esprit des mères du *baby-boom*. Oui, elles consentent avec plaisir à mettre des enfants au monde, mais pas dans les mêmes conditions que naguère. Elles sont citoyennes à part entière, elles sont plus instruites que leurs mères et grand-mères (elles sont entrées massivement dans l'enseignement secondaire) : elles refusent la fatalité et la passivité, elles veulent décider elles-mêmes de tout ce qui les concerne, en particulier mieux connaître leur corps pour mieux le gouverner. La préparation à l'accouchement leur enseigne comment affronter la parturition avec lucidité et sérénité. Et surtout « Maternité heureuse » leur offre la chance de maîtriser leur fécondité en utilisant des méthodes contraceptives expérimentées avec succès dans les pays scandinaves et anglo-saxons. Merveilleuse espérance !

« Maternité heureuse » change de nom, au seuil des années 1960, et devient le « Mouvement français pour le planning familial ». C'est dans ce contexte qu'est apparue l'expression « enfant désiré ». Le désir d'enfant ne date évidemment pas de ce moment-là. Bien des femmes, bien des couples, en tous temps, ont désiré des enfants. Louis XIII et son épouse Anne d'Autriche ont attendu vingt ans avant de réussir enfin à procréer le futur Louis XIV, ils ont visité tous les lieux de pèlerinage, multiplié les neuvaines et les dévotions de toutes sortes, leur désir d'enfant a retenti à travers tout le royaume. Mais, pour l'immense majorité des gens, les enfants étaient le fruit naturel de l'union conjugale. Après le mariage, ils étaient attendus, acceptés, parfois redoutés et subis, non pas seulement par les femmes, ou les couples, mais par les familles au sens large, et par tout un groupe social. On ne parlait pas d'« enfants désirés ». Cette expression est nouvelle, elle date des années 1950, et elle témoigne d'un

important changement des mœurs et des représentations. L'enfant désiré, au temps du *baby-boom*, ce n'est
plus celui qui tarde à venir, c'est celui que sa mère
aurait pu refuser, et qu'elle a décidé de laisser naître :
il est d'abord symbole de liberté féminine.

Cet espoir de liberté se heurte à une résistance
tenace de divers pouvoirs, résistance qui soulève la
« seconde vague » du féminisme, durant les années 1960
et 1970.

Le temps du MLF

Alors se produit dans le discours féministe un
renversement décisif et de grande portée : la maternité
est désacralisée, le désir d'enfant est dénaturalisé. Ce
propos révolutionnaire se trouvait déjà dans *Le
Deuxième Sexe*, de Simone de Beauvoir, publié en
1949. Mais ce livre avait fait scandale à sa sortie.
Longtemps il n'a été lu que sous le manteau, et c'est
seulement pendant les années 1960 que se diffuse son
message bouleversant. La maternité, dit l'auteur, n'a
rien de transcendant ni d'admirable ; imposée aux
femmes pour assurer le renouvellement des lignées,
elle peut être aliénante dans la mesure où elle subor-
donne les filles d'Ève en les assignant à la vie domestique. Le désir d'enfant n'est pas inné, il est inculqué
aux filles par l'éducation. La liberté du « sujet
femme » et sa dignité exigent un *habeas corpus* spécifique, à savoir la possibilité de maîtriser sa fécondité.

Les féministes de la « seconde vague » (années 1960
et 1970) réclament avec une insistance croissante
l'abolition des lois répressives des années 1920, et
d'abord la dépénalisation de la contraception. L'arrivée
sur le marché de la « pilule » accroît leur impatience.

Si les « petites dames du planning », comme on les
appelait, ont trouvé des alliés et des appuis, elles le doi-

vent surtout à l'explosion économique des Trente Glorieuses, qui a induit un grand besoin de main-d'œuvre. Les employeurs souhaitent recruter des femmes, salariées dociles, habiles, peu exigeantes, mais sujettes aux inconvénients de la grossesse, de l'accouchement et du maternage. Donner aux travailleuses le moyen de limiter leur fécondité devenait une condition du développement économique. De leur côté, les hommes de gouvernement, rassurés par le *baby-boom*, n'étaient plus aussi acharnés à faire naître. L'ordre des médecins s'est lui aussi converti : dans un premier temps, il avait pris ses distances vis-à-vis du planning, mais il a bientôt compris ce que le corps médical pourrait gagner à prendre en main le contrôle de la procréation. Enfin, le magistère catholique, affligé par les avortements clandestins, comprenait que les lois en vigueur n'étaient plus applicables, et qu'il fallait poser de nouvelles bases.

Ces changements ont réduit les obstacles, et la loi Neuwirth a pu voir le jour (1967). Loi d'importance majeure en ce qu'elle donnait aux femmes, au moins symboliquement, la maîtrise de leur éventuel désir d'enfant, elle bouleversait les relations entre les femmes et les hommes, elle déplaçait les frontières entre la vie privée et la vie publique. Le féminisme a produit là, à propos du désir d'enfant, une véritable révolution culturelle.

Mais les conservateurs les plus coriaces ont multiplié les difficultés d'application de la loi Neuwirth. Si bien que les militantes ont été conduites à radicaliser leur action. Le Mouvement de libération des femmes (MLF), fondé en 1970, puis le Mouvement de libération de l'avortement et de la contraception (MLAC), fondé en 1973, se font agressifs, virulents. Leurs adhérentes prennent la libéralisation de l'avortement comme cheval de bataille. Elles ont l'audace de lever un tabou, de crier ce que personne ne veut entendre, à savoir que l'enfant peut être indésirable. Le taux de natalité s'effondre après 1975... Et pourtant aucune féministe n'a fait l'éloge de l'avortement, toutes dénoncent la souffrance, physique et morale, qu'il inflige aux femmes, toutes l'analysent comme un symptôme ambivalent, qui exprime autant d'aliénation que de liberté. Ce qu'elles voudraient promouvoir, c'est une société de femmes heureuses et d'enfants heureux. D'ailleurs, peu après la promulgation, en 1975, de la loi Veil qui dépénalise l'avortement sous condition, une tendance nouvelle, dite « différentialiste », se manifeste : elle rassemble, parmi les féministes, celles qui valorisent le féminin dans sa spécificité. Enfanter, disent-elles, est un privilège, une expérience merveilleuse, que les hommes ne connaîtront jamais, et qui vient combler un immense désir du corps et du cœur féminins. Elles célèbrent les charmes de la gestation, relation ineffable, elles décrivent l'accouchement comme une sorte d'apothéose, elles se font une jouissance d'allaiter au sein. De leur côté, les féministes « universalistes » préfèrent, certes, minimiser la différence entre les sexes, mais elles conviennent que la maternité procure souvent un épanouissement narcissique du moi féminin, et, à ce titre, le désir d'enfant leur semble tout à fait respectable.

Bien mieux : on assiste alors à un véritable retournement éthique. Puisque la fonction biologique de reproduction est désormais le fruit d'une décision, puisque toute femme peut désormais « choisir de donner la vie », alors il n'est plus acceptable de laisser naître un enfant non désiré, qui risquerait d'être mal accueilli, mal aimé. Le droit d'être aimé est opposable au droit de vivre. Le désir de la mère devient le critère par excellence, voire l'unique critère de la légitimité d'une naissance.

Autre perspective. La médicalisation de la contraception et de l'avortement a rendu possibles toutes sortes d'investigations : depuis les statistiques épidémiologiques jusqu'aux enquêtes psychologiques. Ainsi le désir d'enfant a-t-il pu devenir objet d'études, objet de science. On sait que Freud reconnaissait être resté à la porte du « continent noir », le psychisme féminin. Ses émules se lancent à l'assaut. Ils nous apprennent surtout que le désir d'enfant est extrêmement complexe. Celle qui veut un enfant, que désire-t-elle au juste ? Explorer toutes les possibilités de son corps ? Exhiber sa grossesse ? Donner un petit à son conjoint pour se lier à celui-ci, ou pour le retenir ? Donner un petit à sa mère ? À son père ? Égaler sa mère ? Accéder au statut d'adulte ? Obtenir qu'enfin « on » s'occupe d'elle ? Nouer une relation personnelle privilégiée avec ce nouvel être qu'elle aura procréé ? Cette liste de questions n'est pas exhaustive. Chaque femme est un être humain, différent de tous les autres. Son désir est singulier, personnel. Les composantes du désir d'enfant sont multiples et mouvantes, à l'infini.

Les procréations assistées

Une étape nouvelle commence au seuil des années 1980. C'est alors qu'explose, si l'on peut dire, le désir d'enfant.

Pourquoi cette explosion ? Elle a fait suite à une panique soudaine de stérilité. La pilule permettait aux jeunes femmes de retarder les naissances, parfois trop : quand elles se décidaient à devenir mères, c'était trop tard. Certaines, en multipliant les partenaires, contractaient des infections qui portaient atteinte à leur fécondité. Or la contraception avait créé l'illusion d'une maîtrise absolue : « Un enfant, si je veux, quand je veux. » Si « quand je veux » l'enfant ne vient pas, la déception est d'autant plus scandaleuse qu'elle est perçue comme une sanction de la nouvelle liberté. Sanction inacceptable ! Les victimes exigent réparation. Elles passent du désir subjectif à une demande de plus en plus pressante. Le corps médical vole à leur secours, d'autant plus volontiers qu'il peut escompter des bénéfices personnels : d'abord, bien sûr, la satisfaction des patientes et leur gratitude, mais aussi le progrès de la science, la notoriété personnelle, et même le profit financier. Leur zèle élève le désir d'enfant au rang d'une exigence sacrée. La fécondation *in vitro*, prouesse technique, a fait l'objet d'une prodigieuse valorisation médiatique. L'offre a stimulé la demande.

Un espoir fou, celui de la dernière chance, a enthousiasmé les femmes stériles. Les services hospitaliers, stupéfaits, ont été envahis, les listes d'attente s'allongeaient démesurément, imposant des délais de plusieurs années. Ce qui surprend, c'est l'acharnement de celles qui s'engagent. Leur désir est présenté comme une détresse comparable à celle qui justifie l'avortement. Une femme médecin a vu une patiente qui en était à sa vingt-deuxième tentative d'insémination ! Même pour une intervention lourde, risquée, aléatoire comme la FIV, certaines ne voulaient entendre aucun avertissement. « Même si je n'ai que 1 % de chances, je veux tenter l'expérience. Je la tenterai même si je n'ai aucune chance. Au moins, j'aurai tout essayé, je n'aurai pas de regret. »

Le désir s'exprime bientôt comme un « droit à l'enfant[1] » : « enfant prothèse, enfant greffe », enfant objet pour la mère, enfant possédé plutôt que désiré. Revendication de plus en plus individuelle, de plus en plus subjective. Dans de tels cas, « le sperme évince le père » : des demandes émanent de femmes célibataires, vierges, homosexuelles, ménopausées. Une association, « Alma mater », organise des prêts d'utérus. Pourquoi pas ?, disent les uns. Horreur !, s'écrient les autres. Le

____

1. *Cf.* Geneviève Delaisi de Parseval et Alain Janaud, *L'Enfant à tout prix*, Seuil, 1983.

désir d'enfant ne supporte plus aucune limite et plonge en plein désarroi les sages des comités d'éthique.

Les nouvelles techniques ne posaient pas que des problèmes éthiques : elles connaissaient de nombreux échecs, et les déceptions successives plongeaient dans la déréliction des femmes qui ne pouvaient plus faire le deuil de l'idylle maman-bébé. Pire, les bébés FIV naissaient souvent prématurés, donc fragiles. Un néo-natologue en grande colère fit savoir qu'il dépensait 7 000 à 8 000 francs par jour pour soigner chacun de ces nouveau-nés, alors qu'il en « jetait à la poubelle » cinq ou six chaque année. D'un autre côté émergeaient de troublantes questions d'identité. Autrefois, la mère était désignée par la grossesse et l'accouchement, seul le père restait incertain. Pendant les années 1980, la situation se renverse. Le père peut être identifié grâce aux empreintes génétiques. Mais désormais qui est la mère ? Celle qui donne un ovocyte ou un embryon ? Celle qui prête son utérus, porte et accouche ? Celle qui nourrit ? Celle qui éduque ?

Les féministes, sidérées et perplexes, ont tardé à réagir. Quelques-unes s'enthousiasmaient, parce qu'on savait guérir une souffrance réputée insoutenable, et parce qu'on mettait au service des femmes une « médecine du désir ». D'autres s'irritaient devant cette exaltation de la « vocation maternelle ». Bientôt, des colloques ont mûri la réflexion : *Maternité en mouvement* (1986), puis *L'Ovaire dose* (1988). Alors les féministes ont pris la défense des femmes avec vigueur et lucidité. Elles ont exigé des évaluations de ces techniques qui connaissaient au début 80 % d'échecs et qui constituaient donc un leurre pour la plupart des patientes. Elles ont dénoncé l'occultation des effets nocifs. Le biologiste Jacques Testard disait alors : « Les gynécologues traitent les femmes comme aucun garagiste n'oserait traiter les voitures. » Bref, les nouvelles techniques ont jeté une lumière crue, cruelle sur un désir sauvage, aveugle, passionné, sur la folie de certaines femmes, éternelles complices de leur propre sujétion. Chacun, chacune a constaté qu'on doit compter avec l'irrationnel, qu'on doit parfois défendre les femmes contre elles-mêmes.

Parallèlement, l'adoption a connu, elle aussi, un *boom* extraordinaire. En prenant une dimension mondiale, elle a posé des problèmes jusque-là peu visibles. Des adolescents suicidaires, ou fugueurs à répétition, ont reproché à leurs parents adoptifs d'être venus changer leur destin sans leur accord.

Dernier point. La procréation assistée a déclenché une investigation scientifique dont les développements sont vertigineux : on peut déjà manipuler les gènes humains, on pourra, à plus ou moins longue échéance, fabriquer des clones humains et des utérus artificiels. Si ces fabrications s'avèrent rentables, des gens s'appliqueront à les réaliser, et les lois répressives n'y pourront pas grand-chose. Il serait puéril de crier à l'horreur. Il vaut mieux prévoir et préparer des parades prudentes. Les clones me font penser aux bâtards du XIXe siècle : les clones seront privés de la moitié du patrimoine génétique, les bâtards étaient privés de la moitié du patrimoine matériel et symbolique, puisque leur père les ignorait. Les bâtards étaient voués au mépris et à l'opprobre. Comment traiterons-nous des clones éventuels ? Quant aux utérus artificiels, les femmes ne sauraient à la fois se plaindre des inconvénients de la grossesse et de la parturition, et maudire l'appareil qui les en dispensera. À chacune de choisir son mode d'enfantement.

Conclusion

Les leçons à tirer de toute cette histoire sont aveuglantes. Le féminisme fonctionne comme un miroir grossissant. Ses militantes ont raison de dire que le désir d'enfant est un produit culturel, que les femmes sont conditionnées par leur éducation, par le contexte social, par toutes sortes d'influences. C'est vrai toujours et partout, pas seulement pour le désir d'enfant, et pas seulement pour les femmes Ce conditionnement, cette socialisation nous permettent de nous intégrer parmi nos semblables. Certes, l'être humain, femme ou homme, est d'abord un individu unique qui doit défendre sa liberté. Et les femmes, qui ont eu tant de peine à se faire reconnaître comme individus à part entière, doivent s'attacher à cette reconnaissance : il faut être individualiste. Mais l'individu vit de relations, il a besoin d'être reconnu par les autres, de vivre en bonne intelligence avec eux, d'être « désiré », pas seulement par sa mère. Faute de quoi il serait seul, et très malheureux.

Ce que le féminisme ne dit pas assez clairement, c'est que nous sommes toutes et tous coresponsables du conditionnement social et culturel... Si nous le jugeons malfaisant, nous pouvons le modifier. Les femmes disposent de tous les droits civils et politiques, elles sont aussi instruites que les hommes, elles sont plus nombreuses puisqu'elles vivent plus longtemps (et les vieilles ne sont pas forcément gâteuses). Les magazines qui montrent des ventres épanouis sont réalisés par une majorité de femmes, lesquelles savent bien que la maternité peut être aliénante, mais elles savent aussi que c'est une source de bonheur... Il faut obtenir que le bonheur surpasse l'aliénation. C'est notre affaire... À nous d'intervenir dans la vie publique, afin d'obtenir les changements désirés.

Yvonne KNIBIEHLER

LE NON-DÉSIR D'ENFANT

Une femme encore jeune, 39 ans, psychiatre, longuement analysée, m'avait demandé un rendez-vous. Elle venait me voir avant que de se lancer dans une demande visant à entamer un cursus qui l'amènerait à devenir elle-même psychanalyste. Pour engager cette démarche, de longue haleine, elle avait, et les titres, et l'expérience clinique, et la culture requise. Elle appréhendait pourtant les trois entretiens préalables, menés par des psychanalystes : « Comment leur dire que ne j'ai pas d'enfant et que je n'en veux pas ?... » Elle avait très finement perçu que, même pour un psychanalyste, son « non-désir d'enfant » demeurait « un peu de l'ordre d'une zone d'ombre ».

Elle m'avait raconté une vie riche et intéressante, elle avait vécu et travaillé aux États-Unis. Elle avait divorcé d'un premier mari qu'elle aimait parce que lui ne pouvait pas envisager un avenir sans enfant.

Elle aimait pourtant beaucoup les enfants des autres, n'avait aucune répulsion ni crainte de l'état de grossesse, mais n'avait vraiment aucun désir de devenir mère.

On peut épiloguer et trouver mille interprétations à ce sujet, mais j'ai été particulièrement sensible à une certaine qualité de son discours. Elle souhaitait que son non-désir d'enfant soit entendu comme un désir respectable et non comme un symptôme à décrypter. Sa petite enfance avait été marquée par la souffrance, or cette souffrance, qu'elle avait su transformer en richesse, utiliser, sublimer, elle ne voulait ni la revivre – dans la maternité – ni la réparer ainsi.

Cette jeune femme vivait là un sentiment d'injustice, « on ne demande pas à une femme d'élaborer sur un divan pourquoi elle veut un troisième enfant... », me dit-elle.

Je me pris à penser qu'elle avait raison. Me vient à l'esprit qu'à la phrase fameuse « un enfant quand je veux et comme je veux » manquait trop souvent le « si je veux ».

L'être de la femme ne peut pas être défini par la maternité, même si cette dernière en fait psychiquement partie intégrante. Or une certaine tendance actuelle et médiatique peut laisser à penser que l'essence du féminin ne résiderait que dans la réalisation pragmatique et agie du maternel.

Historiquement, le terme « maternité » n'existe curieusement ni en grec ni en latin. Le mot a été forgé au XIIe siècle comme symétrique de *paternitas*. Il s'était agi, nous apprend l'historienne Yvonne Knibiehler[1], d'une création chrétienne visant à donner, ou à reconnaître, une dimension spirituelle à la maternité jusque-là uniquement considérée sous l'angle du lien charnel.

Dans la mythologie grecque, si Déméter, nourricière originelle et déesse des cultures, personnifie la maternité, Athéna, guerrière et philosophe, Artémis, la

---

1. *La Révolution maternelle*, Perrin, 1997 ; *Histoire des mères et de la maternité en Occident*, PUF, 2000.

chasseresse, et même Hestia, déesse du foyer, ne sont pas mères.

Aux yeux de la psychanalyste que je suis, l'enfant est un des avatars du désir sexuel adulte ; il me semble dès lors intéressant que la maternité, dans son acception « noble », apparaisse comme une invention de l'Église mais surtout que cet ennoblissement perdure au XXIe siècle dans une société qui par ailleurs ne craint pas de battre en brèche bien des tabous.

Or nous continuons d'assister à travers la presse féminine à une véritable glorification de la maternité qui semble ne pas laisser de place à ce que l'on pourrait nommer positivement le désir de nulliparité.

La maternité est de nos jours programmable, mais il s'agit qu'elle soit préalablement pensée comme facultative.

De tout temps ont existé des femmes qui ne souhaitaient pas enfanter. Les manœuvres abortives sont connues et décrites depuis la plus haute Antiquité. Durant des siècles, ce non-désir d'enfant contraignait à la chasteté, et l'on peut imaginer que certaines vocations religieuses y avaient leurs racines. La contraception a heureusement dissocié sexualité et procréation sans pour autant accréditer, au sens étymologique du mot « lui donner un aspect positif », le désir de ne pas être mère.

À une époque où se débattent des questions comme celles du mariage des homosexuels, de l'adoption par des célibataires, des mères porteuses, du don anonyme d'ovocytes, la question du non-désir d'enfant, et par là même du désir, ne me semble pas interrogée en profondeur. Ces interrogations, qui, par ailleurs, ne peuvent que mettre à mal la notion de normalité, devraient trouver des réponses tant dans le champ de l'étude historique, sociologique et anthropologique que dans celui d'une compréhension psychanalytique revisitée de la vie amoureuse.

Contrairement à la vision féministe aujourd'hui dépassée, il n'y a pas de symétrie entre les sexes, et le développement psychosexuel de la femme est marqué par la différence. La glorification médiatique du dévouement maternel apparaît aujourd'hui comme une mystification. Les femmes sont de nos jours dans la vie active, du côté de la production, la maternité ne leur tient plus lieu de dignité. Facultative et programmable, cette dernière relève pratiquement uniquement de leur responsabilité.

Pour repenser la maternité au XXIe siècle, il faut préalablement repenser le désir d'enfant comme un désir, socialement important, intéressant, mais qui ne va pas de soi pour chaque femme.

Les textes de Freud sur la sexualité féminine restent à mes yeux d'une étonnante modernité. Jamais donnée d'emblée, la féminité est toujours l'objet d'une reconquête.

Le destin de la psychosexualité féminine est plus complexe et suit plus de détours que celui du garçon. Avant que de se tourner vers le père auquel il lui faudra renoncer, le bébé fille doit aussi faire face à la perte de son premier objet d'amour : la mère avec qui elle a vécu son premier corps à corps et ses émois sensoriels.

Ce parcours favorise à mon sens la diversité et la souplesse des identifications comme une meilleure constitution de la bissexualité psychique que chez l'homme. Cela pourrait d'ailleurs expliquer l'endurance féminine qui fait dire à Colette : « Une femme ne peut guère mourir de chagrin. C'est une bête si solide, si dure à tuer[1]. »

Pour Julia Kristeva[2], il existe une homosexualité endogène de la femme, « sous-jacente » à toutes les

---

1. *La Vagabonde*, Gallimard, La Pléiade – tome I, p. 807.
2. Voir les trois tomes du *Génie féminin*, Fayard, 2003-2004.

identifications, qui demeurerait le « centre refoulé » de la psychosexualité féminine tout au long de la vie. Il serait également le fondement d'une bisexualité psychique accrue chez la femme que Freud avait d'ailleurs déjà signalée[1]. Cette dernière est propre à permettre l'accomplissement réussi de nombre de sublimations où le « maternel » peut s'épanouir en dehors de l'enfantement pragmatique.

Dans « Quelques conséquences de la différence anatomiques des sexes[2] », Freud évoque l'interminabilité de l'œdipe féminin, formation secondaire qui, ayant sa préhistoire propre, ne sombre pas sous l'effet du complexe de castration mais est introduit par ce dernier, il sera abandonné lentement, ou « liquidé par refoulement » au cours de la vie.

Il me semble que le désir d'enfant de la petite fille – désir qui signe à la fois son renoncement à l'envie du pénis et à la mère comme objet érotique, comme son accession à l'identification à la mère pour se tourner vers le père – a, chez la femme adulte, le statut d'un désir anachronique.

Trop souvent, le désir d'enfant « à tout prix » me paraît marqué par la collusion entre le consensus social – qui vise la reproduction de l'espèce – et un désir personnel anachronique, signe d'un inachèvement des avatars du complexe d'Œdipe féminin.

Je ne considère pas et ne suis pas en train d'écrire ici que tout désir d'enfant chez une femme adulte serait à entendre comme tel. Je crois néanmoins que, pour que puisse advenir chez la femme adulte un vrai désir d'enfant, il faut qu'elle ait pu faire le deuil de son désir historique de fillette d'avoir un « bébé ».

---

1. « Sur la sexualité féminine », 1931, *in La Vie sexuelle*, PUF, 1969.
2. *In La Vie sexuelle*, p. 130.

Or je suis loin d'être certaine que la médiatisation actuelle des moyens de procréation assistés, comme de la maternité agie en général, soit propre à aider les femmes à décondenser des désirs de textures et de valeurs très différentes. Soit à leur laisser le libre choix entre deux options, aussi naturelles et respectables l'une que l'autre, mais toujours irrévocable.
Juin 2005.

Marilia AISENSTEIN

PARITÉ MASCULINE
OU LES PROGRÈS FÉMININS DES HOMMES

Tous les praticiens de l'enfance pourront témoigner de l'arrivée des hommes lors de leur consultation de bébés, d'enfants jeunes ou d'adolescents. Il fut un temps où cela pouvait paraître étrange qu'un homme allât chez le pédiatre, pire chez le pédopsychiatre pour accompagner son enfant. De nos jours, deux fois sur trois, pères, compagnons, beaux-pères et grands-pères sont présents car ils ne sont pas soutenus dans leur démarche par les oncles, les grands frères et les cousins !

Le film *Trois Hommes et un couffin* est bien paradigmatique de cette nouvelle attitude.

Il faut maintenant être un père intéressé par l'interaction bien que celle-ci soit majoritairement la qualité de la mère, passionné par le développement initial : en utilisant l'avantage que le premier mot est souvent « papa » (beaucoup plus facile à dire que « maman »), présent également à l'entrée de la maternelle où l'« heure des papas » est maintenant tout aussi fréquente que l'« heure des mamans » lors des retrouvailles, puis on en arrive au conseil de classe, aux activités sportives et aux premières amours, avec proximité absolue du copain ou de la copine. La réalisation ultime de cet intérêt des pères pour l'enfant s'effectue lors de la garde alternée en cas de séparation du couple.

Les psychosociologues qui, dans une centaine d'années, étudieront notre époque mettront bien en évidence ces changements majeurs que représentent pour notre société ce nouvel intérêt, cette nouvelle attitude, ce sentiment d'être tout aussi important que la mère pour ce qui concerne le développement de l'enfant.

Essayons maintenant par quelques crochets cliniques de mettre en scène notre propos sur la parité masculine ou les progrès féminins des hommes.

Comment ne pas être présent lors de l'échographie du troisième mois, avec ces déclarations stupéfiantes pour l'observateur : « Il me ressemble » ? Les progrès, la technique et de la troisième dimension ne sont donc pas suffisants pour éteindre les fantasmes de transmission et les craintes d'autres origines paternelles qui ont toujours terrorisé les hommes : cet enfant est-il bien le mien ? N'ai je pas été bafoué par la femme que j'aime ? Son amant n'est-il pas plus fertile que moi ? Heureusement, le diagnostic génétique de paternité va définitivement dans quelques années rassurer les hommes. C'est donc la fin du masque de fer, la fin de l'adultère et aussi une nouvelle difficulté pour le roman familial chez l'enfant : « Ma mère, c'est sûr, mais mon père, c'est le roi », et non cet homme que l'on croise au quotidien. Dorénavant, on lui dira : consulte ton carnet de santé sur lequel est inscrite ton origine génétique.

Les pères sont aussi en concurrence pour la captation des sourires. Il font des risettes, se tortillent, mettent des lunettes noires et observent méchamment le fard de leur femme qui attire plus fort le regard du nourrisson. Ils font des bruits de bouche, grognent, exécutent des roulades, imitent l'aboiement des chiens, embrassent, enlacent et surtout jettent le bébé en l'air car il n'y a que les pères qui sont des lanceurs de bébé.

Ils vont reprendre, dès le début de la marche, les traditions de la Grèce antique. « Je cours avec toi, je t'aide à grimper, je me bagarre », mais ce qui était auparavant un comportement ludique concernant les enfants de six ans devient à un an un comportement obligé.

Les pères choisissent aussi les habits et même les robes de leur fille. Ils dessinent des bonshommes et sont étonnés qu'on les représente avec un chapeau qu'ils n'ont d'ailleurs jamais porté, car le classicisme reste très fort au niveau de l'enfant. Justement, le fils ou la fille fait des tentatives permanentes pour différencier le « pareil » du « pas pareil », en somme, « papa » de « maman ». Mais, aujourd'hui, elle fume plus que lui, a une activité professionnelle intense et tient au partage des tâches. Le bébé est plus en difficulté pour percevoir les différences.

À l'âge du primaire, la phase de latence des émois amoureux laisse le champ libre aux pères pour séduire leur fille ou être un modèle identificatoire parfait pour leur fils. Ils ne les quittent pas, s'occupent de leur lecture, de la télévision et vont même, toutes les années, au même festival de danse classique où, invariablement, leur fille danse toujours *La Mort du cygne*.

À l'adolescence, les pères auraient dû vieillir, mais c'est là qu'ils recomposent leur vie. Ils vont donc avoir un autre bébé, un « demi-frère », dernière chance pour l'enfant de se dégager de cette pression affective paternelle ; mais non ! ils s'intéressent à leurs amours, invitent les nouveaux fiancés à partager leurs repas et leur domicile, souffrent de la disparition du compagnon ou de la compagne quand la rupture survient.

Il arrive parfois qu'une maladie survienne, tragique, terrible, comme l'anorexie mentale ; les pères sont là plus que jamais présents, souvent redoutés et toujours refoulés. Ils tiennent bon, viennent au groupe de parole, espérant toujours retrouver le lien de leur relation amoureuse passée avec leur enfant.

Un enfant peut avoir aussi plus peur de la vie que de la mort et réussir son suicide. Les pères sont embarqués dans leur incapacité d'en vouloir au sui-cidé pour soutenir la survivante maternelle éplorée.

Une maladie mortelle vient frapper le père au niveau de sa descendance, de sa transmission, et l'on retrouve ici souvent une fragilité masculine, la mère mettant le père à l'abri à cause de son incapacité à tenir bon.

Un paradoxe dans les inquiétudes concernant nos enfants : aucun d'entre nous ne croit son enfant sté-rile, voilà quelque chose d'inimaginable car les enfants sont faits essentiellement pour nous succéder et nous prolonger.

Les pères d'homosexuels vont subir deux trauma-tismes : le choix amoureux différent qu'ils finissent par tolérer avec difficulté, mais se repose alors le pro-blème de la stérilité choisie qui explique toutes les campagnes actuelles et les discussions autour de l'adoption monoparentale.

Ces pères d'aujourd'hui se sont autorisé l'expres-sion de leur part féminine sans doute pour le plus grand bénéfice égalitaire du développement des enfants. Il reste à être attentif à l'égalité, certes, mais dans la différence pour que la petite fille puisse s'iden-tifier à son garçon de père tout autant qu'à sa mère. Le danger de la banalisation des sexes se pose par l'exagération de l'expression de la part féminine qui viendrait alors là déjouer les progrès masculins que nous espérons tous.

Marcel Rufo

MATERNITÉ D'UN HOMME[*]

Le destin du désir d'enfant chez l'homme n'a pas retenu l'attention de Freud. N'est-il pas étrange qu'il n'ait rien écrit sur les transformations que subit la représentation du désir d'enfant dans la vie sexuelle de l'homme ? Si l'on considère que le vœu d'avoir un enfant est, pour la fille comme pour le garçon, un vœu datant de la prime enfance, il ne va pas de soi que la réalisation de ce vœu à l'âge adulte mène l'homme sans difficultés vers l'acceptation de sa paternité. Il se peut qu'un passage par la maternité soit parfois nécessaire. Il advint ainsi qu'au cours de sa psychanalyse un homme, pour modérer le bouleversement qu'avait suscité en lui la naissance de sa fille, s'avisa de traiter l'événement comme s'il n'était pas encore arrivé : il décida de suivre une préparation à la maternité. C'est dire à quel point mon patient dut user de détours inattendus afin de pouvoir reconnaître qu'il était devenu père, avant d'être susceptible de comprendre ce que signifiait, dans sa réalité psychique, le fait d'être père.

---

* Texte publié dans *La Maternité et le féminin*, Denoël, 1990, et publié ici avec l'autorisation de l'éditeur.

Depuis son enfance, les femmes étaient, pour lui, une source d'insatisfaction. Aux unes, il reprochait de n'être pas nées en lieu et place des garçons qui composaient sa fratrie, ceux-là mêmes qui étaient venus trop tôt le priver des soins exclusifs de sa mère. Aux autres, celles qui l'avaient vu grandir, celle qui, désormais, partageait sa vie, il reprochait leurs exigences et leur incompréhension. Par habitude, piètre consolation, il ne manquait pas l'occasion d'exposer les raisons qui justifiaient, à ses yeux, ses nombreuses récriminations quant à l'éducation qu'il avait reçue. Mais il savait aussi faire preuve de mansuétude pour ses parents. Et le temps vint où, en un moment d'ouverture envers eux, il donna à leurs images plus de souplesse, où il les situa en perspective. Premier-né de leurs trois fils, voici qu'à son tour il prêtait vie à ses parents, doucement, naturellement, presque maternellement, établissant avec finesse une distinction entre l'ordre de leurs espérances et l'ordre de la réalité : « Je ne sais pas s'ils voulaient *vraiment* une fille à ma place, ils en avaient le désir. Devant ce désir de fille avec leurs trois garçons, tout un côté de moi cherchait à leur faire plaisir. J'ai l'impression d'avoir toujours vécu avec cette idée que j'aurais mieux fait d'être une fille. » Dans ces paroles, l'abandon se mêlait à la défense. La naïveté de l'aveu m'émouvait, mais, dans la voix au timbre assourdi comme à l'accoutumée, nulle trace de désarroi n'était perceptible. Le souhait, revêtant à la fois la forme d'une « idée » et d'un regret, était connu du patient depuis « toujours », il lui était familier. Aujourd'hui, le patient l'utilisait à l'égal d'une pièce d'identité sur laquelle auraient figuré conjointement les empreintes des deux sexes : celles de son sexe apparent et celles de son sexe virtuel. De plus, à désigner les auteurs de son souhait, il lui conférait la qualité d'un emprunt propre à préserver une distance de sécurité. Mais, en même temps, animé par un mouvement de transfert, il effectuait spontanément envers ce souhait un geste d'appropriation et faisait sien le familier en lui. C'est cela qui était nouveau, créatif même, puisque l'espace de ses vœux inconscients venait à s'entrouvrir dans une économie de temps, de moyens et de déplaisir. Les effets de son énoncé étaient subtils et prometteurs. J'ai supposé en premier lieu qu'en s'associant au désir qui avait précédé sa venue au monde le patient s'unissait par la pensée à ses parents, dans un raccourci identificatoire qui lui évitait d'avoir à se libérer du fardeau de leurs regrets : en somme, il se situait sur un pied d'égalité avec eux, aussi bon fils qu'ils étaient bons parents. En ce sens, et ceci fut ma deuxième idée, estimer qu'il aurait mieux fait d'être une fille le plaçait dans la lignée au même rang que ceux qui l'avaient conçu et non pas dans une génération. Comme s'il cherchait à recouvrir ou à repousser provisoirement toute question relative à la filiation, à la rivalité et à la différence. L'aveu n'était-il pas, en fait, aveu de refoulement ? « Dans ma déduction, disait le patient, une fille, c'était mieux qu'un garçon. » Il ne niait donc pas complètement la différence. Il l'abordait par le biais du « mieux ». Et je pensais qu'à cet instant j'incarnais dans son esprit la figure de ce « mieux » ; je prenais place dans son imagerie, peut-être représentais-je la fille que ses parents avaient souhaitée, d'un souhait qu'il avait fait sien. Sous le couvert du plaisir – « tout un côté de moi cherchait à leur faire plaisir » –, conforté par le support de ma présence, il s'enfantait lui-même comme enfant idéal. Dépositaire du « désir de fille » de ses parents, c'est ainsi qu'il les portait présents en lui, sans angoisse, sans crainte de solitude. S'il déplorait d'être né garçon, c'était d'abord en leur nom ; en leur nom aussi qu'il pensait qu'il aurait mieux fait d'être une fille. De sorte qu'à se laisser aller pour leur plaire à changer de sexe par le jeu de son imagination il pouvait se donner l'illusion de connaître la femme de l'intérieur. Oubliées, envolées ses affres de jeune homme trop gauche avec les jeunes filles, remettant toujours à plus tard un engagement dans des relations intimes. Il parvenait maintenant à modeler un fantasme d'enfantement. Venir au monde en même temps que ses parents : telle était la trame de ce fantasme extrait, à l'issue de la séance d'analyse, des replis d'un discours qui se voulait sans détours. Un fantasme de cette sorte procède évidemment des vœux de toute-puissance que, d'autre part, il nourrit. Pour ce patient, il avait également une fonction protectrice et défensive. Il s'était développé à partir d'un fantasme de procréation organisé autour du « désir de fille » en souffrance de ses parents. Vestige vraisemblable d'une théorie sexuelle infantile, il restait encore inaccessible. À moins qu'il ne s'agît aussi d'une théorie sexuelle infantile empruntée : à sa mère par exemple. Mais cela n'est qu'une supposition que je laisse provisoirement de côté.

Quant au fantasme d'enfantement, on ne saurait le trouver particulièrement digne d'intérêt, n'étaient les circonstances de son émergence. Elles dessinaient en ombres chinoises une problématique centrée sur le thème de l'être et de l'avoir, principalement révélée par les événements de la vie quotidienne.

En effet, la petite fille du patient venait de naître lorsque, de cette voix calme et tranquille qui m'avait étonnée, sans doute parce qu'elle donnait aux mots davantage de poids qu'une voix scandée, il dit avoir toujours vécu avec l'impression qu'il aurait mieux fait d'être une fille. Être plutôt qu'avoir ? Quelques mois devaient s'écouler entre les deux événements : la naissance de l'enfant réel, celui de son monde extérieur, avait précédé la naissance de l'enfant fantasmatique, celui de son monde intérieur, le premier s'offrant ainsi au second comme un creuset où se former. Mais le patient n'avait pas toujours été aussi serein ni aussi libre de ses propos. À la perspective d'avoir un enfant, il se sentait depuis longtemps figé, habité par la crainte de n'y être pas préparé… Et de rappeler, pour mémoire autant que pour preuve, les quelques occasions où il avait tenu un bébé dans ses bras. Pauvre de lui ! Il s'y était pris comme un maladroit, s'était cru le plus malheureux des hommes. Il hésitait donc beaucoup à satisfaire le désir d'enfant que sa femme exprimait avec constance. De ce qu'il est convenu d'appeler un conflit il ne parla pas lors de nos premières rencontres, du moins pas directement, mettant principalement l'accent sur son mal à vivre, malaise intérieur surtout, sans retentissement grave sur son insertion sociale ou professionnelle. Il n'était pas satisfait de la vie qu'il menait, il estimait qu'il ne l'avait pas choisie. Tout cela parce qu'il ne savait pas dire « non ». Sensible à ses mouvements intérieurs, il souffrait de ne pas pouvoir les suivre lorsqu'ils lui soufflaient « non » ; il supportait mal de se voir accepter et effectuer avec conscience des tâches qui, en fait, lui déplaisaient. Les événements importants de son existence semblaient ainsi, par une sorte de contrainte répétitive, s'imposer à lui comme des faits accomplis. Il se peut, d'ailleurs, que sa décision d'analyse appartienne à cette série de faits accomplis. Je me souviens maintenant qu'il était venu sur le conseil d'un ami, probablement à cause de son désir conflictuel d'enfant. Dire « oui » à l'analyse, c'était donc aussi dire « oui » à l'enfant, « oui » au futur fait accompli. Cela, plus ou moins confusément, il devait le savoir. À cet égard, il avait de l'avance sur moi. Et le ton de mon propos ne serait pas juste si je ne mentionnais pas la place qu'a occupée dans son analyse le fait accompli, aussi bien dans mes pensées que dans le transfert. Dans *Le Déclin du complexe d'Œdipe*, Freud parle de fait accompli. Cela tient en deux lignes : « La fille, dit-il, accepte la castration comme un fait accompli tandis que le garçon craint la possibilité de son accomplissement. » Le mot castration, dans ce passage, est utilisé dans son sens courant. Il s'agit d'une intervention subie par la petite fille à son insu ou bien oubliée d'elle et qui lui permet d'expliquer, par supposition et sans trop d'angoisse, son manque actuel de pénis.

À l'égard du fait accompli, mon patient adoptait une attitude où la crainte de l'accomplissement se mêlait à l'acceptation, attitude traduisant le conflit qui l'habitait, le décalage qu'il percevait entre son monde intérieur et le monde extérieur. Mais la nature du processus qui était à l'œuvre chez lui gardait son opacité, comme une question essentielle qui n'aurait pas encore acquis d'actualité. Jusqu'au jour où, à la faveur d'un incident, il m'apparut qu'il me prenait à témoin de façon inattendue. Cela devait se manifester par un changement qui n'en était pas un, plus exactement par un changement concernant le paiement qui n'aurait pas, de son point de vue, de conséquence pour moi. Aucune modification n'était prévue quant aux honoraires que je percevrais, mais le patient introduirait entre nous une sorte de tiers payant. Depuis quelque temps déjà, il pensait ne plus devoir garder l'intégralité de son salaire, il envisageait de le donner à gérer à une association dont il était membre et qui fonctionnait sur le mode d'une communauté. Il y voyait l'avantage de ne plus avoir à s'occuper de son argent, mais il hésitait. L'idée me paraissait si saugrenue que je comprenais mal où il voulait en venir. Pourquoi ce soliloque morne, ennuyeux et prolongé ? Cherchait-il à faire diversion ? Bref, je considérais l'affaire comme l'expression d'une résistance et m'attardais, à ce moment, davantage sur la tonalité de ses propos que sur la consistance du projet. D'où ma surprise le jour où il me dit que, désormais, ses gains transiteraient par une caisse commune et lui reviendraient sous forme de subsides qu'il joindrait à une quote-part personnelle pour me payer. J'eus l'occasion, dans les semaines suivantes, de suggérer au patient que ce procédé n'était peut-être pas aussi extérieur à son analyse qu'il semblait le croire. Et lui de s'étonner puisque, pour moi, « c'était pareil ». En un sens, il avait raison : les conditions de l'analyse n'étaient pas modifiées. Mais je ne pouvais m'empêcher de considérer qu'il m'avait mise devant un fait accompli, et je le lui dis. Ma remarque lui plut et réveilla des souvenirs dans lesquels il avait été sujet ou objet de faits accomplis. L'expression lui était familière, bien qu'il ne l'ait pas lui-même employée ; il l'acceptait parce qu'elle faisait écho à son expérience.

Mon intervention avait donc été bien accueillie, elle se révélait même fructueuse ; cependant, le succès masquait sa signification profonde. Il fallait penser les choses différemment, envisager la question du fait accompli non plus sous l'angle du changement externe, mais en termes de changement intérieur. Le changement d'organisation du patient pour le paiement des séances devait être le signe d'un remaniement psychique. En dépit de ses allégations de convenance, il avait agi sous la pression d'une nécessité interne. Et il est possible qu'en le ramenant à l'analyse j'aie moi-même mis un frein à ce remaniement. Le reproche n'était pas absent des paroles que j'avais prononcées. Croyant le gronder au nom de l'analyse, renouvelant ainsi sans m'en apercevoir les séances de réprimande qui avaient jalonné son enfance, je l'avais en fait grondé pour avoir osé se permettre un changement intérieur dont je n'avais, sur le moment, rien perçu. Comme si le changement intérieur du patient ne devait se manifester qu'au vu et au su de l'analyste, comme s'il ne pouvait pas se constituer dans le jeu et dans la perméabilité des frontières entre le dehors et le dedans de l'analyse. Le fait accompli procède d'un tel échange. Il est vrai qu'à circuler librement dans le temps des séances on transforme l'analyse du patient ; elle devient autre, autrement la même : sa reconstruction tient parfois de la fiction, ce qui soulève un problème quant à l'effet de vérité d'un travail de recension sur le contenu d'une cure. Que faire, aussi, des choses nouvelles auxquelles l'écriture donne accès ? C'est ainsi que je dois à une réflexion de seconde main menée dans l'après-coup l'idée d'un rapprochement entre l'incident relatif à l'argent et la conception de l'enfant. Certes, les deux événements se sont rapidement suivis dans le temps ; de plus, les mots qu'il employa pour m'informer de la future naissance provoquèrent en moi un effet de surprise identique à celui que j'avais précédemment connu, sans que j'en fasse sur le moment la remarque ni le lien. À supposer toutefois que j'aie fait quelque commentaire à l'annonce de cette grossesse, à supposer que j'aie engagé l'intéressé à réfléchir sur le sens de cette grossesse dans son analyse, il aurait pu me répondre, comme la première fois, que, pour moi, cela ne changeait rien, que cela ne modifiait pas les conditions de l'analyse. En ce sens, ces deux événements peuvent l'un et l'autre être considérés comme un fait accompli. Je sais qu'habituellement on les interpréterait comme des passages à l'acte. La différence réside, selon moi, en ce qu'un passage à l'acte échappe à l'analyse tandis que le fait accompli revient s'inscrire dans son cours. L'intérêt tient ici, me semble-t-il, à ce que la grossesse a pris le relais de l'anecdote du paiement en tant que représentant du fantasme d'enfantement. Ce fantasme a manifesté sa présence à la faveur d'une concordance entre le contenu manifeste (la grossesse) et le contenu latent (l'enfantement), concordance autorisant le retour du refoulé sans nuire à l'exercice des forces refoulantes. Plus qu'un effet de relance sur l'analyse, la manière dont j'avais mentionné le fait accompli lors du premier épisode avait eu un effet sur la vie du patient. Il avait finalement cédé à sa femme, il lui avait fait l'enfant qu'elle réclamait. L'enfant qui allait naître était-il donc le fruit d'un rappel à l'ordre de la part de la psychanalyste, la conséquence d'une intervention apparemment bienvenue ? En ce sens, la responsabilité de cette grossesse m'incombait. Prendre conscience de cette responsabilité, c'était également prendre conscience de la présence en moi d'un fantasme d'enfantement jusque-là masqué par l'idée de l'analyse, autrement dit masqué par une idée empruntée, puisque mon intervention était dictée par une conception que j'avais faite mienne de la conduite d'une cure. En réalité, si je me suis sentie touchée au sens propre comme au sens figuré, c'est parce que le patient avait atteint en moi un point sensible et résistant. Il n'y aurait pourtant rien d'étonnant à ce qu'un fantasme d'enfantement ait trouvé écho en moi, à ceci près qu'il s'agit dans le cas présent d'un fantasme d'enfantement masculin et qu'à l'instar du patient qui n'en voulait point je l'ai ignoré. D'où l'idée que le refus du patient d'accéder au désir d'enfant de sa femme était soutenu par le refoulement de la nature de ses fantasmes d'enfantement. Plutôt que de dire qu'il ne voulait pas d'enfant, il aurait dû dire, dans la langue de son inconscient, qu'il ne voulait pas enfanter comme un homme. Son fantasme d'enfantement était d'essence féminine, il s'inscrivait dans le prolongement du désir de fille exprimé par ses parents et qu'il avait fait sien ; il était contenu dans des images d'accouchement. Il ne m'est pas venu à l'idée qu'en refusant l'enfant c'est le père en lui qu'il refusait, pas plus qu'il ne m'est venu à l'idée que j'abritais en moi le désir d'être père.

Dans le vif de la situation, je n'ai pas un instant pensé que ce patient utilisait le fait accompli à la fois comme véhicule et comme voie d'accès à sa vie fantasmatique. Car ce qu'il disait m'absorbait beaucoup, m'incitait principalement à tenter de saisir ce qu'il ne disait pas, en me laissant à nouveau guider par un certain modèle de la séance d'analyse ; il ne parlait plus de lui mais de sa femme : « Elle est enceinte, elle va être mère. » Comme s'il n'était pas le père, même si elle était enceinte de ses œuvres. Le mot père, dans ses phrases, était toujours accolé au verbe avoir, jamais au verbe être, d'ailleurs son père occupait fréquemment ses pensées. À l'idée d'être père à son tour, il se sentait redevenir petit garçon : timide, obéissant, solitaire et rêveur ; celui aussi dont on se moquait et qu'on punissait parce qu'il lui arrivait d'être surpris à soulever les jupes des petites filles à l'école pour voir... Au demeurant, il aimait toujours voir ; dans le métro, dans l'autobus, dans la rue, il déshabillait les femmes du regard, à l'affût de la moindre parcelle de peau nue. C'était encore pour satisfaire son désir de voir qu'il s'inscrivait régulièrement à des sessions d'expression corporelle en groupe. Il se plaisait aussi à voir évoluer son corps parmi les corps, à deviner le regard des autres sur lui. Il portait à son corps un intérêt soutenu, redoutant la maladie, interprétant ses rhumes, ses angines, ses otites répétées depuis l'enfance comme autant de signes lui permettant d'authentifier une souffrance intérieure. On aurait dit qu'il se voulait transparent à lui-même, et, paradoxalement, il supportait très bien de laisser dans l'obscurité ce que représentait le fait d'être père. Son attitude, au cours de la grossesse, paraît d'ailleurs avoir été régie par un mouvement interne de répression sur les effets d'une telle représentation. Dans un premier temps, il se plaignit des refus que sa femme, arguant de sa prochaine maternité, opposait à ses désirs sexuels. Curieusement, à l'occasion de cette grossesse, les exigences de sa virilité étaient devenues prioritaires dans un élan où se devinaient à la fois son refus et sa reconnaissance du changement. Il songea bien à nouer des relations extraconjugales, mais il avait le respect des convenances. Il retrouva, avec le souvenir de la contrainte, avec la mémoire des interdits, la solitude d'adolescent qu'il avait connue et peuplée de rêveries. Il n'avait jamais eu d'attrait pour la littérature pornographique ; les romans, par contre, stimulaient son imagination. Les femmes qu'il croisait au hasard de ses déplacements soutenaient l'image et le portrait des héroïnes dont il reconstruisait l'histoire selon son bon plaisir. Parfois aussi, en début ou en fin de séance, ses yeux subrepticement glissaient sur moi.

Dans un deuxième temps, il montra de la fascination pour ce ventre qui s'arrondissait, pour les vagues qu'y formaient les mouvements de l'enfant, pour le cœur qu'il sentait y battre. Si sensible qu'il fût à ce spectacle qui s'offrait à lui, il n'anticipait toujours pas la présence de l'enfant, sa forme, son sexe. Plus l'enfantement approchait, plus ses propres fantasmes d'enfantement s'enfouissaient. Le vagabondage de sa vie imaginative dans cette conjoncture soutenait le refoulement, différait l'émergence d'un point névralgique de sa vie fantasmatique, le surgissement de son fantasme véritable. Consciemment, il n'avait pas souhaité la maternité de sa femme – un peu comme ses parents n'avaient pas souhaité leurs garçons –, et il est apparu plus tard qu'il l'avait même redoutée tout en restant à ce propos aussi imprécis qu'indécis, cela d'une manière étrangement comparable à une méthode de conjuration dont Freud dit quelques mots dans une note de son article sur la « Négation » : « Le même processus [il s'agit de l'acceptation intellectuelle du refoulé] est à la base du processus bien connu de la conjuration. Je suis content de ne pas avoir eu ma migraine depuis longtemps. Mais voilà la première annonce de la crise dont on sent déjà l'approche mais à laquelle on ne veut pas croire. » Par une opération de retournement, la représentation réaliste de l'accouchement apportait maintenant un soutien à la dénégation du patient de même qu'un abri appréciable à son fantasme, puisqu'il était vrai que ce n'était pas lui mais sa femme qui enfanterait. La date de l'accouchement était proche. On avait suggéré au patient d'y assister, on insistait même pour qu'il y assiste comme cela se fait aujourd'hui. Devoir se préparer à faire ce que font les pères, alors qu'il n'était pas préparé à être père, lui semblait une tâche presque insurmontable. Toutefois, cette distinction entre faire et être, dont il faut remarquer qu'elle supposait l'existence de l'enfant et du père, qu'elle reposait donc sur la représentation d'une scène à trois personnages, ne se formulait pas comme telle dans son esprit. À la sollicitation dont il était l'objet, il réagissait comme si on le conviait à un spectacle insoutenable. Il ne supporterait pas, disait-il, de voir sa femme « s'ouvrir » devant lui. La scène de l'accouchement en vint peu à peu à occuper toutes ses pensées. Et la manière dont il la transformait en une scène d'ouverture témoignait de la résurgence ainsi que de la reviviscence de son fantasme d'enfantement. C'est dans ce sens, autrement dit dans le sens d'une levée du refoulement, que je comprends maintenant l'entêtement dont il fit preuve lorsqu'il voulut me faire admettre que, si sa femme accouchait à l'heure d'une séance, il n'aurait pas à payer cette séance manquée. Il obéissait, me semble-t-il, à une pression émanant de son inconscient ; pression qui, s'ajoutant à la tension consciente du patient à ce moment de son existence, le fondait à invoquer le cas de force majeure. À ceci près qu'il ne le savait pas ou qu'il ne voulait pas le savoir. Il ne mettait nullement en doute la validité de ses arguments, ne soupçonnait pas leur envers, la nature de leur face cachée. Trop pressante, son exigence pouvait être interprétée comme une tentative pour se soustraire à la situation analytique, autrement dit, au primat de la réalité psychique. N'étions-nous

pas revenus au niveau de la réalité extérieure ? Assurément, le patient n'avait guère envie d'être avec sa
femme ce jour-là ; il aurait probablement préféré être
à sa place pour procéder, en enfantant, à l'accomplissement d'un fantasme féminin qui était, chez lui, pré-
conscient, sans souhaiter pour autant mettre au
monde un vrai bébé. L'inviter à assister à l'accouchement prenait donc pour lui le sens d'une obligation à
concevoir la différence entre les sexes. Il pressentait
l'imminence du danger. Aussi cherchait-il de l'aide
auprès de moi : un assentiment, une interdiction qui
faciliterait sa décision. En effet, la nécessité de prendre une décision quant au fait d'assister à l'accouchement ne permettait plus au patient de négliger les
conséquences de la différence anatomique entre les
sexes, différence qui me paraît précisément représen-
tée par l'évidence que sa femme n'était pas comme lui
placée devant un choix. D'un autre côté, l'absence de
réponse à son argumentation ne paraissait pas lui
peser. C'était paradoxal, mais je le sentais engagé dans
un processus quasi onirique. Sa revendication et ses
doléances constituaient une couverture suffisante
pour qu'il puisse procéder, à son insu, par la voie de la
régression dans la situation analytique, à l'accomplissement de son fantasme d'enfantement. Gagné par
une attente anxieuse – était-ce celle de sa femme ou la
sienne ? –, il n'imaginait plus rien sauf qu'elle accou-
cherait à l'heure d'une séance. Dans une portion de vie
qui semblait s'étirer en une longue séance ininterrom-
pue, le temps de la semaine et le temps de l'analyse ne
faisaient désormais plus qu'un, effaçant toute limite
entre le dedans et le dehors. Comment toutefois faire
en sorte que la différence entre un homme et une
femme n'existât point ? Avec le souci de l'accouchement, la coupure entre l'univers de ses pensées et le
monde extérieur se rétablissait d'elle-même. En effet,
s'il ne tenait qu'à lui d'être ou de ne pas être présent à

sa séance, d'assister ou de ne pas assister à l'accouchement, la question de l'absence n'aurait pu se poser dans les mêmes termes pour sa femme. Elle n'aurait pas connu pareil dilemme. Eût-elle été ma patiente, par exemple, sa situation ne lui aurait pas laissé le choix de la décision, et le fait de manquer des séances n'aurait pas constitué une dérogation à la règle.

Mais il n'était pas femme. Comment de telles pensées relatives à l'analyse d'une femme, au déroulement de l'analyse d'une femme que les exigences d'ordre anatomique ne perturbent pas dans ses principes, auraient-elles trouvé place en lui ? Il n'était pas femme, pas plus qu'il n'était psychanalyste. Il s'était fait de la femme une certaine idée qu'il croyait vraie. De son point de vue, la femme, en l'occurrence sa femme, aurait joui dans la cure d'un pouvoir enviable. Dans ces conditions, l'idée selon laquelle il aurait mieux fait d'être une fille pouvait se développer et se préciser sans rencontrer d'obstacles, quitte pour lui à attendre une période d'accalmie pour l'exprimer. Ce qu'il fit après la naissance de sa fille. Ainsi, pour la première fois, l'écart entre la chronologie des événements de sa vie quotidienne et celle des événements de sa vie psychique devint-il lisible. Eût-il été femme ! Et j'aurais, comme il devait le supposer dans le flux de ses pensées magiques de l'époque, agréé son absence pour cause d'accouchement. J'aurais légalisé et, par voie de conséquence, reconnu, comme cas de force majeure, son absence à une séance manquée. Fallait-il, eût-il fallu que je reconnaisse l'absence au nom de l'enfant à naître pour qu'il puisse – se sentant autorisé en qualité de femme, plus exactement en qualité de parturiente – faire ce que font les pères, pour qu'il puisse faire acte de paternité en assistant à la naissance ? Reconnaître le bien-fondé de l'absence, reconnaître l'enfant : une équivalence se dessinait. Le conflit trop vivement ressenti dans la réalité extérieure semblait s'être développé autour de la méconnaissance d'une telle équivalence. Méconnaissance « semblable à ce grain de sable autour duquel les ostracées forment la perle », comme le dit Freud à propos de la psychanalyse de Dora. Méconnaissance créatrice d'une zone de fixation activable, irritable. On sait que le patient ne voulait pas du rôle de spectateur, mais son refus d'assister à l'accouchement ne signifiait pas qu'il refusait d'y prêter assistance. Il avait besoin d'y tenir un rôle actif sans savoir que c'était précisément pour ne pas faire acte, acte de paternité. Ainsi, parce qu'il était homme et parce que nous étions en situation d'analyse, une connexion avait-elle pu s'établir dont il résultait que la paternité était pour lui de nature transgressive. Le patient portait en lui un désir d'être père, frappé d'interdit et recouvert par l'amnésie. Sa tentative de se soustraire à l'une des règles de la cure valait donc comme un retour du refoulé, autrement dit, comme une réalisation déguisée d'un vœu de son enfance. Voilà ce qui m'est apparu dans l'après-coup. En fait, dans l'analyse, les choses s'étaient passées de façon telle que le piège du refoulement s'était refermé sur lui. Il avait d'ailleurs tout simplement payé sa séance manquée.

Peu importe, finalement, le succès ou l'insuccès de l'entreprise au regard de la tentative elle-même. Dans l'espace défini par les conventions constitutives du contrat analytique, le patient avait petit à petit tracé son aire de mouvement, il l'avait élargie, jusqu'au moment où il s'était cru habilité à enfreindre ce qui tient lieu de règles, imaginant en avoir découvert la faille. On a beau savoir que les règles sont là pour être mises à l'épreuve, il n'est pas indifférent de rappeler que l'événement s'est produit à l'occasion de la naissance d'un enfant, après neuf mois de grossesse, neuf mois sans règles. Il me semble qu'en se livrant à sa tentative d'entorse le patient a exploré les parois de la situation analytique comme un enfant explore, en gesticulant, les parois de la cavité utérine. C'est au cours de cette exploration que son fantasme d'enfantement a pris forme ; au cours de cette exploration également que son désir d'être père s'est frayé une voie de passage à la recherche d'une livrée qui le rendrait invisible. En tout état de cause, le patient n'en avait pas fini avec la maternité. Elle lui serait encore nécessaire, à ce point nécessaire qu'il la poursuivrait, nonobstant la naissance de sa fille, au-delà de sa durée physiologique réglementaire. J'ai parlé de l'attrait du patient pour les sessions d'expression corporelle. Quelle ne fut pas ma surprise et, je dois dire, cette fois-ci mon intérêt le jour où il m'apprit qu'il participait depuis peu à un groupe de préparation à l'accouchement. Voilà qu'il se préparait, en même temps que des femmes enceintes, à la maternité, avec, me semble-t-il, un avantage notable sur elles puisque, son enfant à lui étant déjà là, la crainte relative à l'inconnu de l'enfant à venir ne pouvait plus l'habiter. Jamais, cependant, il n'avait explicitement fait état d'une telle crainte. Aussi me paraît-il plus juste de supposer que, dans un sursaut à la fois vengeur et réparateur, il traitait l'événement naissance « comme non arrivé », au sens où Freud emploie cette expression dans la relation à Romain Rolland de son trouble de mémoire sur l'Acropole.

À quoi pouvait-il bien obéir ? Sa conduite était-elle guidée par le besoin de lutter contre un sentiment d'impuissance, par la nécessité de désavouer une réalité qui l'offensait ? D'après lui, il avait rejoint ce groupe une première fois par curiosité. L'expérience lui avait plu, avait éveillé en lui un foisonnement d'associations et il avait continué. C'est à cette occasion qu'il devait retrouver des rêveries anciennes et plus particulièrement l'impression d'avoir toujours vécu avec l'idée qu'il aurait mieux fait d'être une fille.

Mais il resta très évasif quant à ses mobiles véritables. Ils étaient à l'évidence surdéterminés et soulevaient toute une série de questions concernant notamment les représentations qui, se substituant ou s'ajoutant les unes aux autres, avaient mené le patient dans une telle aventure.

Au regard de l'analyse, d'abord, et ne serait-ce qu'en raison de son effet de surprise, la démarche du patient correspondait à un nouveau fait accompli. Je veux dire par là qu'il ponctuait, concrétisait par une modification effectuée à l'extérieur et dont il rendait compte ensuite en séance une ébauche de remaniement intérieur. C'est précisément parce qu'il ne passait pas sous silence l'impact qu'avaient sur lui ces mouvements d'oscillation que le terme de passage à l'acte ne me paraît pas pertinent. Il avait, disait-il, le sentiment que son corps était délaissé dans l'espace analytique et il cédait au besoin de s'en occuper en des lieux où le mot « corps » figurait au programme. Ainsi maintenait-il, sans s'en rendre compte, un clivage à la faveur duquel il éludait vraisemblablement des représentations portant sur ma personne. Devais-je supposer que j'étais seulement pour lui, en tant que femme, la figure de ce « mieux » que ses parents auraient souhaité qu'il fût, ce dont il parlait avec une relative aisance ? N'étais-je pas également une figure masculine envers laquelle toute possibilité d'approche l'effrayait encore ? D'une certaine manière, il fuyait, et sa fuite procédait d'un refus qui manquait son but. Elle avait pour résultat de nous lier davantage en une inversion du projet initial, au demeurant acceptable en raison des satisfactions latérales qu'il y trouvait. Je m'explique : j'ai cru comprendre en me remémorant les nombreuses séances au cours desquelles il avait fait état d'intentions de rupture avec sa femme qu'il s'agissait, dans sa réalité psychique, de la réitération et de la répétition d'un souhait de rupture avec une femme en lui, avec la femme de ses tourments. Hypothèse interprétative fondamentale sans doute mais qui, je le sais, n'épuise pas la complexité du problème, qui n'empêche pas de reprendre l'étude des réactions du patient dans les derniers temps de la grossesse. On se souviendra que l'identification du patient à sa femme parturiente avait été vive, et vivace sa fascination pour le ventre qui s'était arrondi au fil des mois. Beaucoup de jeunes accouchées traversent, c'est bien connu, une période de deuil consécutive à la perte de leur ventre. À supposer que tel ait été le cas pour elle, le patient en aurait-il ressenti les effets sans en parler ? Aurait-il, alors, tant en son nom à elle qu'en continuité avec son propre mouvement d'identification à la femme enceinte, tenté de surseoir à ce processus de deuil en rejoignant d'autres femmes enceintes ? Aurait-il, enfin, interprété mon silence devant ses revendications à propos de la séance manquée pour l'accouchement comme une invite à réaliser, pour me plaire ou pour me séduire, une promesse de maternité ? Ne devrais-je pas me reconnaître placée ainsi dans une position de père ? J'ai déjà dit de quelle façon le patient avait réagi à mes précédentes interventions, de quelle façon ces interventions avaient pesé sur la conception et sur la naissance de l'enfant réel. Il ne s'agit plus maintenant d'un enfant réel mais d'un enfant fantasmatique, d'un enfant à naître qui attend de moi une reconnaissance ; un aveu de paternité en quelque sorte dont la transgression que représente l'acte d'écrire sur un patient constituerait la sanction.

Danièle BRUN

VOIX LACTÉES : L'ALLAITEMENT[1]
ENTRE RÊVES ET CAUCHEMARS

Les mystères de l'origine

Face à l'énigme de la conception, les représentations anciennes proposaient des analogies entre les mystères de la fabrication des enfants et les pratiques humaines. Ainsi, pour dire le processus de conception, Aristote a-t-il développé la métaphore du lait caillé par la présure, mais cette image de la fabrication d'un enfant, à l'instar d'un fromage..., a traversé le fil des siècles[2] : « Lorsque la sécrétion de la femelle, contenue dans l'utérus, se coagule sous l'influence de la semence du mâle, l'action de cette dernière est voisine de celle qu'exerce la présure sur le lait. En effet la présure est du lait qui possède une certaine chaleur vitale et qui réunit les parties identiques et les coagule : la semence est dans le même cas par rapport à la subs-

---

1. Ce texte reprend et développe un chapitre de *L'Érotique maternelle. Psychanalyse de l'allaitement*, Dunod, 1999. *Cf. Sein de femme, sein de mère*, PUF, « Petite bibliothèque de psychanalyse », à paraître.

2. *Cf.* N. Belmont (1988), « L'enfant et le fromage », *in* « La fabrication mythique des enfants », *L'Homme*, n° 105, janvier-mars 1988, p. 14.

tance des règles[1]. Car la nature du lait est la même que celle des règles. » Le lait, ce produit vital pour le développement de l'enfant à la naissance, est ainsi fantasmé aussi dès son origine. Mais, loin d'être un fluide primordial et toujours pur, il transporte en lui – comme le souligne son assimilation au sang féminin – un réseau complexe de significations. Celles-ci témoignent d'une profonde ambivalence face aux énigmes de l'origine, des énigmes qui sont celles de nos fantasmes inconscients imperméables aux raisons et aux découvertes scientifiques. Certes, aujourd'hui nul ne pensera que l'enfant se fabrique comme du fromage, quoique, dans les réseaux fantasmatiques, cette association soit moins incongrue qu'il n'y paraisse... Et l'affinité avec le sang féminin comme avec d'autres produits corporels dit bien la charge obscure qui le contamine. Rêves d'aujourd'hui ?... mais ne peut-on penser que les modalités contemporaines de traitement psychique de la conception, de la grossesse, de l'accouchement sont moins étrangères à celles d'ailleurs ou d'autrefois qu'on ne pourrait le croire à la seule réflexion sur des expressions et des différences manifestes ? Comme le rappelait N. Belmont, une anthropologie de la naissance doit prendre en compte des configurations invariantes au-delà de la diversité et de la multiplicité des formes culturelles. Les fantasmes originaires continuent d'ensemencer les questions sur l'origine. Les progrès techniques, les avancées médicales, les rationalisations multiples ne masquent pas longtemps l'éternel poids d'étrangeté fantasmatique qui entoure la naissance. Au registre latent, ce qui entoure la conception est toujours de l'ordre de ce que Freud appelait l'« *Unheimlich* », l'étrangement inquiétant, familier et ignoré à la fois. L'enfant est à la fois du même et de l'étranger, du proche et du très loin-

---

1. Aristote, *De la génération des animaux*, 739 b.

tain. Il renvoie toujours aux méandres des désirs inconscients dont il a été l'objet. De tout temps, la naissance a été entourée de ce que Van Gennep avait, au début du siècle, qualifié de rites de passage. Ces rites qui accompagnent des changements fondamentaux comportent toujours plusieurs stades successifs : des rites de séparation, de marge, d'agrégation qui régulent socialement l'inquiétant de la procréation. Sans pouvoir le développer ici, on peut dire de l'allaitement qu'il est emblématiquement un rite de passage, il permet de négocier la séparation, de la symboliser, il est un « entre-deux », entre le même et l'autre, l'intérieur et l'extérieur, il permet de faire d'un enfant des limbes, un être au corps défini, reconnu. Même dans un temps où il n'y avait, peu ou prou, aucune alternative à l'allaitement au sein, celui-ci n'était en rien « naturel », mais toujours inséré dans un réseau de traditions, de significations et de contraintes. Ce réseau symbolique est peut-être moins apparent aujourd'hui, il n'en garde pas moins une efficacité certaine au niveau des représentations inconscientes personnelles qui se révèlent, certes, au décours d'une cure analytique mais qui se trahissent aussi dans des expressions banales et fugitives autour de la naissance. La mise en perspective du champ de la fantasmatique individuelle et de l'imaginaire culturel permet d'éclairer la complexité d'une fantasmatique des liquides qui sous-tend l'allaitement. Au niveau psychanalytique, elle fait apparaître ce que j'ai appelé l'« impossible partage » entre le maternel et le féminin, entre le nourricier et le sexuel, car ce nourricier reste toujours infiltré par un sexuel infantile réanimé. Cette mise en perspective permet ainsi de dégager les enjeux défensifs de l'opposition classique entre sein maternel et sein érotique. Cette fantasmatique convoque la permutation, l'équivalence, la confusion des liquides tels le lait, le sang, l'urine, le sperme. Elle est ancrée sur la permanence du sexuel infantile toujours actif dans notre inconscient et qui se joue de nos rêveries trop lénifiantes. Si l'on se référait trop étroitement aux stades libidinaux dégagés par Freud, on pourrait se cantonner aux seuls « objets solides » que sont « sein, fèces, pénis », sans pouvoir repérer ce qui se joue autour des fluides, ni entendre les angoisses particulières qu'ils induisent, sans être sensible aux particularités des modalités pulsionnelles archaïques en jeu dans l'allaitement. Cette fantasmatique des liquides traverse les partitions consacrées, le sein maternel est tour à tour ou conjointement oral, anal, urétral, phallique ou génital. À travers la métaphore de ce sein multiple se dessinent divers modes de défense et autant de problématiques spécifiques liées à la violence de la crise du post-partum et sa remise en jeu de tout l'équilibre psychique maternel antérieur. L'allaitement est révélateur de ces remaniements psychiques, mais ce qu'il permet de comprendre est inhérent à la crise de la maternité, qu'il y ait, ou non, allaitement au sein. Il s'agit toujours d'une turbulence pulsionnelle extrême, d'une rencontre dans l'*Unheimlich*, le familier-étranger, source de reviviscences, source de traumatisme, il s'agit toujours d'un rapport particulier au corps, au sien, à celui de l'autre, à celui de l'enfant. Les modes de défense contre ce potentiel pulsionnel violent sont multiples, et, pour revenir à l'allaitement, le recours au biberon peut être une modalité personnelle tout à fait nécessaire pour endiguer la violence pulsionnelle, le sensoriel effractant de la rencontre avec l'enfant. Le biberon est alors un pare-excitation nécessaire. Car le corps à corps entre mère et enfant peut être celui de la lutte ou de la confusion, et non d'un rapprochement tendrement nourricier, vécu dans une érotique maternelle sereine. Mais un allaitement sans problèmes ne signifie pas que les conflictualités constitutives de la relation mère/enfant ne soient pas actives, et n'aient pas nécessité des remaniements psychiques variés. On peut percevoir cette défense nécessaire, par exemple, dans ces mots si courants des femmes qui, lorsqu'elles invoquent la nécessité d'allaiter leur bébé pour lui assurer la meilleure santé possible, s'appuient alors sur ce qui leur a été communiqué par un savoir médical pour parler de manière assez générale de la transmission d'*anticorps*. Les anticorps : il y a là une vérité scientifique certes, mais que disent-elles aussi à travers ce mot si souvent repris ? N'y a-t-il pas là une forme de dénégation, la mise à couvert de l'aspect charnel intense de l'allaitement, une tentative pour atténuer l'éventuel plaisir et écarter les spectres d'une trop forte réactivation et/ou régression pulsionnelle ? Le polymorphisme de la fantasmatique des liquides permet de parcourir les différentes modalités du traitement de ce que les pulsions naissantes et violentes de l'enfant réveillent chez chaque mère, dans l'après-coup de l'ensemble de son histoire. Je serais tentée d'y voir une grille de repérage parfois fort utile cliniquement. Les différentes rationalisations culturelles, tant médicales que sociales, tentent d'encadrer cette virulence fantasmatique qui est surtout bien masquée par l'idéalisation dont est paré l'allaitement. Cette idéalisation massive dérive du poids d'une image de « bonne mère », active en chacun, elle sert à gommer toute ambivalence. Si l'idéalisation de l'allaitement est à relier à la lutte contre la valeur fantasmatiquement incestueuse de la mise au sein, elle est aussi à interroger dans ce qu'elle combat d'obscur, de charnel et de virtuellement excessif. Les discours d'aujourd'hui mettent souvent l'accent sur une maternité sereine, dans laquelle féminité et investissement maternel marcheraient de concert vers un épanouissement personnel quasiment obligé : il est à craindre que ces discours ne fassent que renforcer différentes formes de dénis qui tentent de gommer les conflictualités inhérentes à la maternité et qui en font précisément toute la richesse. Les variations des modes de nourrissage[1] peuvent sembler énigmatiques : elles ne sont que des modalités défensives plus ou moins prédominantes dans telle configuration socioculturelle venant signer l'éternel poids d'étrangeté du corps à corps mère/enfant.

Humeurs inquiétantes

L'allaitement est toujours resté l'objet de prescriptions plus que d'études. L'aspect prescriptif est celui qui apparaît souvent en premier lieu dans les discours médicaux anciens, mais une lecture psychanalytique attentive permet de décrypter certains conflits fondamentaux dont le sein est porteur, en tant que symbole de la sexualité féminine-maternelle. L'analyse de ces discours médicaux permet le déchiffrement de cette fantasmatique des liquides qui infiltre les représentations traditionnelles de l'allaitement féminin, et qui dérive de la tradition de la médecine humorale. Le lait hérite de toute l'ambivalence dont reste porteur le sang féminin, puisqu'il persiste à être, comme le disaient les premiers médecins, une « coction (cuisson) du sang menstruel dans les mamelles ». Une angoisse permanente face à l'inquiétante sexualité féminine s'inscrit là, elle témoigne de l'impossibilité de disjoindre le lait du sein qui le produit, la mère de la femme qu'elle ne cesse d'être. L'analyse de la fantasmatique des liquides permet de comprendre comment cette disjonction entre sein nourricier et sein érotique est tout à la fois constante sur le plan conscient et dans les traditions culturelles, mais impossible sur le plan inconscient.

---

1. *Cf.* G. Delaisi de Parseval et S. Lallemand (1980), *L'art d'accommoder les bébés,* Seuil.

Lait, sang, sperme : tels sont donc les termes essentiels de l'économie humorale de l'allaitement. Cette combinatoire complexe avait été résumée et simplifiée par Galien, au IIe siècle de notre ère. Le sang qui avait nourri l'enfant dans le ventre continuait à le faire après la naissance. Ce lait est source non seulement du développement physique de l'enfant, mais aussi de sa croissance psychique puisqu'il est censé lui transmettre les qualités comme les vices de la femme qui nourrit. On peut percevoir là les risques inhérents au lien fondamental et problématique entre lait et sang. Car le sang menstruel reste une humeur féminine inquiétante, même cuit et blanchi sous forme de lait, et sa « cuisson » ne suffit pas à le préserver du sexuel féminin qui en est l'origine.

Cette coction, ce blanchiment, Ambroise Paré l'avait attribué à la providence divine :

> « Car si elle se fut oubliée (ce que jamais n'a fait) de laisser couler le sang en la substance et couleur rouge, la femme nourrice eût eu en horreur de voir ainsi épandre son sang : et cela aussi eût été odieux à l'enfant de le sucer pur et rouge de la mamelle ; joint que nous n'eussions eu de beurre ni de fromage. Pareillement les assistants eussent abhorré de voir la bouche et les tétins de la mère sanglants : bref, Dieu a fait toutes ses œuvres par une très grande sagesse[1]. »

Du sang de la femme au lait de la nourrice s'est opérée une cuisson purificatrice qui cache les maléfices d'un sang menstruel toujours redouté[2].

Aujourd'hui encore, des femmes peuvent s'interroger sur la possibilité de continuer à donner le sein si leurs règles reviennent avant le sevrage, elles évoquent

---

1. Ambroise Paré, *L'Anatomie*, livre XVIII.
2. *Cf.* à ce sujet, par exemple, P. Camporesi (1988), *La sève de la vie*, Le Promeneur/Quai Voltaire, 1990.

leur crainte de donner un lait corrompu si une crevasse saigne. Elles disent ainsi leur difficulté à être femme et mère, les contradictions de leur sein toujours empreint de sexuel. Les traditions médicales anciennes qui interdisaient ou régulaient les relations sexuelles pendant l'allaitement témoignaient de la nécessité fantasmatique de disjoindre cycle du lait et cycle du sang. Le lait est sang, le lait est sperme aussi. L'anthropologue F. Héritier a pu montrer les liens imaginaires complexes qui unissent le sperme au lait dans la culture des Samo[1], les relations sexuelles du couple permettant la production lactée. Ces fantasmes ne sont pas l'apanage de tribus éloignées, même s'ils sont là-bas explicités en une mythologie cohérente. On retrouve cette équivalence liquidienne dans les textes médicaux anciens quand il était fait allusion à l'« érection » du mamelon, à l'excrétion lactée, à sa « fougue[2] », mais hommes ou femmes d'aujourd'hui la déclinent encore dans leurs scénarios inconscients. Nous retrouvons aujourd'hui, dans certaines traditions culturelles, la croyance qui consiste à faire dériver la production lactée de la mère de l'apport régulier et nutritif de « lait du père », c'est-à-dire le sperme, au moyen de relations sexuelles répétées. Je me souviens encore de ma surprise la première fois que j'entendis une jeune maman africaine me dire que son lait était le « lait du père » et que son mari était extrêmement favorable à l'allaitement... on le comprend !

Mais cette conjonction qui lie fantasmatiquement sang, sperme et lait dit une logique autre que la logique rationnelle, elle ne cesse d'exprimer l'angoisse face à la sexualité féminine, l'excès pulsionnel qu'il faut régu-

---

1. F. Héritier (1996), « Le sperme et le sang », *in Masculin/ Féminin (La pensée de la différence)*, Odile Jacob.

2. La « fougue du lait » est une expression employée par un grand obstétricien du XVIIIe siècle, Mauquest de la Motté (1765), *Traité des Accouchements*, p. 1270.

ler. Hier comme aujourd'hui, l'enfant ne peut que rappeler la scène sexuelle qui en est l'origine, hier comme aujourd'hui les représentations culturelles tentent d'adoucir ou d'encadrer les virulences fantasmatiques.

La peur devant la lascivité de la femme, l'instabilité de sa matrice, était un leitmotiv des écrits sur les femmes jusqu'à la fin du XVIIe siècle. Mais, de façon plus masquée, elle infiltre les discours plus tardifs, et les prescriptions qui entourent l'allaitement cherchent le plus souvent à opérer la disjonction du sein maternel et du sein érotique pour faire du lait un liquide « simplement » nourricier et préserver l'enfant de cette corruption liquide, qui renvoie à une contamination par le sexuel de la femme.

Quand, par exemple, un médecin du XVIe siècle définissait les traits d'une nourrice idéale, il pouvait consacrer plusieurs chapitres aux régimes particuliers destinés à corriger tel lait trop gras, tel lait trop maigre, tel lait trop abondant ou trop parcimonieux. La perfection d'un liquide qui doit être « ni trop aqueux ni trop fromageux » n'est pas une donnée naturelle... Il est normal que « la femme qui a enfanté un mâle ait le sang plus élaboré et moins excrémenteux, donc le lait est semblablement meilleur et a moins d'excréments[1] », mais même ce lait « masculinisé »... reste un produit féminin qui relève d'une cuisine humorale doublement attentive. Cet aliment fondamental exige un régime de maîtrise de l'excès. Un lait excrémenteux... Lait-sang, lait-sperme, lait-excrément féminin... Toutes les théories des fièvres de lait, des « maladies laiteuses », des « laits répandus », portent la marque de cette chaîne symbolique, et l'on retrouve jusqu'au milieu du XIXe siècle – même s'ils sont alors mis en doute – des récits détaillés d'« empoisonnement » de la mère par son

---

1. S. de Vallembert (1565), *Cinq livres de la manière de nourrir et de gouverner les enfants dès leur naissance*, Poitiers, p. 10-11.

propre lait, qu'il s'agisse de ce qui est nommé aujourd'hui engorgement, ou des méfaits du lait « détourné » quand la femme n'a pas voulu allaiter. Au-delà des rationalisations qui tentent de justifier la nécessité de continuer ou d'arrêter un allaitement, les femmes d'aujourd'hui peuvent parfois dire le bonheur de voir ce liquide venant d'elles suffire totalement à leur enfant, mais aussi bien leur peur de lui transmettre un lait insuffisant, mauvais, issu d'un intérieur qui les angoisse et qu'elles ne peuvent maîtriser.

Les descriptions des méfaits du lait qui n'a pas trouvé d'issue naturelle sont abondantes à la fin du XVIIIe siècle, dans le cadre d'un militantisme médical en faveur de l'allaitement maternel, et elles sont remarquables de violence. Aujourd'hui, les représentations culturelles sont plus « *soft* », et l'allaitement pourra être présenté comme le meilleur moyen de perdre le poids excédent de la grossesse... Certes, les arguments changent, mais les réticences et les angoisses qu'ils cherchent à juguler sont, elles, permanentes.

Les partages du sein

Depuis la fin du XIXe siècle, le lait est présenté comme un aliment doux, apaisant, pur, et les publicités d'aujourd'hui, de Danone à Taillefine, vont dans le même sens. Le lait serait l'émanation même d'un maternel tendre. Plus qu'une transgression, l'associer aux délices érotiques semblerait une aberration. Cependant, l'affirmation de la vertu exclusivement apaisante du lait au détriment de la reconnaissance longtemps attestée de ses vertus intrinsèquement aphrodisiaques est la marque d'un refoulement historique sensible.

On a oublié l'interdiction partielle du lait dans le régime des moines, l'interdiction générale du laitage en carême[1]. Les ouvrages de l'historien Piero Camporesi démontrent on ne peut mieux la vertu aphrodisiaque du lait et *Les Baumes de l'amour* regorgent de recettes « piquantes » dans lesquelles le lait féminin n'a pas la place la plus indigne, et, à défaut de lait, on peut revenir à la bouillie, ersatz du lait maternel... :

> « Quant à ceux qui, pour leur grand plaisir et avec délice, voudront engendrer des enfants et qui, pour cela, ont besoin d'une plus grande quantité de sperme, ils coïteront avec une efficacité majeure et un plus grand délice si, avant de s'atteler à cette entreprise à laquelle d'ordinaire l'homme s'attelle en prenant femme, on prépare une soupe de pain frais et de blanc d'œufs peu cuits, réduite sous forme de lait, qu'on prendra matin et soir avant les repas pendant trois ou quatre jours[2]... »

Ce texte d'Alessandro Petronio (qui fut médecin de saint Ignace de Loyola...) fait pressentir qu'il n'a pas les mêmes pudeurs ni les mêmes réticences face aux délices de l'amour que des auteurs plus tardifs, qu'il reconnaît la vertu *excitante* du lait progressivement renversée en son contraire ou refoulée. Si les textes entre XVIIIe et XIXe siècle disent particulièrement bien la tentation de purifier le lait de toute trace d'excitation, c'est en cherchant à opérer la disjonction du sein maternel et du sein érotique, et en rabattant le lait sur le liquide « simplement » nourricier. Les représentations culturelles contemporaines sont autres, elles tendent à souligner l'assomption possible d'une femme à la fois maternelle et érotique, mais le clivage n'est-il pas maintenu, sous une autre forme ? Les rêves des femmes d'aujourd'hui seraient

---

1. *Cf.* P. Camporesi (1985), *L'Officine des sens*, Hachette, 1989, ch. 2 et *Les Baumes de l'amour* (1989), Hachette, 1990, ch. 4.

2. A. Petronio (1592), *Del viver degli uomini*, cité par P. Camporesi (1989), *op. cit.*, ch. 2, p. 28.

ceux d'une conjonction enfin réalisée, ceux d'un sein triomphant. C'est peut-être faire vite fi des tensions inconscientes et ne pas voir que l'idéalisation comme couverture idéologique est un mécanisme de défense contre la complexité des mouvements intérieurs de la femmes devenue mère. Des mouvements intérieurs qui s'originent dans la difficile rencontre entre son propre sexuel infantile réactivé par l'enfant et sa sexualité de femme tournée vers l'homme. On oublie trop vite la fulgurante intuition de Freud écrivant : « La personne chargée des soins (généralement la mère) témoigne à l'enfant des sentiments dérivant de sa propre vie sexuelle, l'embrasse, le berce, le consi- dère, sans aucun doute, comme le substitut d'un objet sexuel complet[1]... » Le refoulement de cet aspect infantile et scandaleux de la relation maternelle est constant : l'opposition manifeste entre le sein mater- nel et le sein érotique traverse les siècles et les cultures, elle hante les cimaises de nos musées comme elle s'étale sur nos panneaux publicitaires. Mais rappelons que « ce qui, dans le conscient, se présente clivé en deux termes opposés bien souvent ne fait qu'un dans l'inconscient[2] »...

Cette tension traditionnelle entre sein maternel et sein érotique, entre lait apaisant et lait contaminé d'excitation ne fait qu'obéir au tabou de l'inceste. Dans notre culture chrétienne, l'interdiction des relations sexuelles pendant l'allaitement[3] a subi de fortes varia- tions historiques : constante dans les prescriptions reli- gieuses, elle pouvait être beaucoup plus nuancée dans les discours médicaux. L'interdiction absolue est simple

---

1. S. Freud (1905), *Trois Essais sur la théorie sexuelle*, Galli- mard, « Folio », p. 133.
2. S. Freud (1910), « Un type particulier de choix d'objet chez l'homme », *in La Vie sexuelle*, PUF, 1969, p. 52.
3. *Cf.* en particulier J.-L. Flandrin (1983), *Un temps pour embrasser*, Le Seuil.

et rassurante, le tabou des relations sexuelles pendant l'allaitement résout dans les faits le conflit inconscient, consacre le partage du sein. Mère et femme sont disjointes, lait et sang séparés. Les auteurs du XVIe et du XVIIe siècle qui en font une prescription absolue ne s'y attardent pas, cette prescription relève de l'évidence. La nécessité pour la mère de « l'abstinence de coucher avec l'homme[1] » s'appuie sur la tradition médicale de certains textes grecs, mais elle a surtout force de loi dans sa relation inconsciente au complexe d'Œdipe. Un traité de pédiatrie du XVIe siècle dit : « *Abstineas Venere et Baccho[2]* », « Tu t'abstiendras de Vénus et de Bacchus »... Il ne faut pas que l'homme confonde femme désirée et mère interdite, il ne faut pas que la femme donne son sein à la fois à l'homme et à l'enfant. La loi de la séparation inscrite dans l'interdit de l'inceste semble bien exiger le partage effectif du sein. Il faut séparer le sein de la nourrice et le sein de la femme, quand la distance inconsciente entre mère et femme risque d'être trop faible, quand le lait est trop chargé de sang. Trop : nous retrouvons cette problématique de l'excès, inhérente à l'excitation inconsciente ; mais il y a cependant quelque distance..., la mère de l'enfant n'est pas la mère du père, l'enfant de la mère n'est pas son époux..., et il s'agit alors de réguler cette distance.

Les partisans de la non-abstinence ne sont pas les tenants d'un laxisme sans limites :

> La femme allaitante « sera sobre, nullement sujette au vin et encore moins à l'excès de Vénus, mais elle pourra user avec médiocrité du premier, et ne s'abstiendra pas tout à fait du second, si son naturel le requiert, pourvu que ce soit avec son mari, laquelle

---

1. S. de Vallambert (1565), *Cinq livres de la manière de nourrir et gouverner les enfants dès leur naissance*, Poitiers, p. 3.
2. Scevole de Sainte-Marthe (1584), *La manière de nourrir les enfants à la mamelle*, Paris, p. 64.

permission lui est volontiers accordée par Joubert [...], car, en effet, la semence trop longtemps retenue sans évacuation (principalement aux femmes qui avaient coutume d'user ordinairement du coït), s'échauffant trop faute d'évacuation, leur cause une telle démangeaison et une si grande envie de s'en décharger que, s'en abstenant par force, elle ne manquerait pas de se corrompre dans ses vaisseaux, après quoi elle causerait une grande agitation tant des humeurs du corps que des passions de l'âme, d'autant qu'il n'y a point (comme chacun sait) de plus violente ni de pire rage que celle de l'amour[1] »...

La pointe de ce texte de Mauriceau est bien dans la prescription pratique qui clôt son analyse, quand il ajoute qu'après avoir usé modérément du coït il faut attendre une à deux heures avant de donner à téter... Les humeurs féminines sont toujours à maîtriser, à calmer, et le partage du sein doit se faire nuances d'un érotisme sans intempérance pour un allaitement bien tempéré. Au-delà de l'aspect humoristique de la prescription, cette sagesse ancienne serait-elle si désuète ? Les femmes d'aujourd'hui peuvent rêver d'un sein riche de tout son érotisme, un sein tout à la fois féminin et maternel, et qui tend à son apothéose. Mais n'y a-t-il pas dans ces idéaux contemporains une forme de mégalomanie narcissique dont les femmes sont les premières à souffrir ? Car un idéal ne doit pas faire oublier qu'il reste un idéal, et qu'en deçà de représentations collectives plus ou moins contraignantes les tensions inconscientes ne finissent jamais de nourrir de toute leur richesse l'étrange rencontre avec l'autre, qu'il soit homme ou enfant.

Hélène PARAT

---

1. F. Mauriceau (1668), *Traité des maladies des femmes grosses et accouchées*, Paris, éd. 1682, p. 439.

LA DEUXIÈME VIE DES FEMMES[1]

> *« Une fièvre de grossesse enflamme les femmes dont on voit les ventres glorieux et nus en couverture des magazines. Le projet, le rêve des femmes d'aujourd'hui serait-il d'être des mères ? Un accomplissement suprême de la féminité ? Quel genre de choc en retour signifie l'actuelle valorisation merveilleuse de l'image de maternité ? »*

Le choc de la fin de ce rêve : la ménopause

La ménopause correspond à un moment crucial dans le remaniement de l'économie libidinale d'une femme. La fille découvre sa castration, ce qui la mène à changer d'objet d'amour. D'être le phallus pour la mère, elle aura à glisser dans l'équation symbolique du phallus au bébé et à aller chercher celui qui pourra lui donner cet équivalent phallique – le père. Freud[2] appelle cela l'*entrée de la fille dans l'œdipe*.

---

1. Cet article reprend quelques éléments de mon livre, *L'Impensable Désir : féminité et sexualité au prisme de la ménopause*, Denoël, 2003.
2. Freud S., *Quelques conséquences psychiques de la différence anatomique entre les sexes*, O. C. vol XVI, PUF, 1925.

À la ménopause, la promesse qu'il implique, celle d'un bébé substitut phallique, n'est plus réalisable. Il n'est pas rare que cela coïncide avec le départ des enfants du foyer. Mais, même dans les pays où, devenus adultes, ils résident sous le même toit que les parents, ils ont cessé d'être enfants et veulent le prouver en interdisant à la mère d'exercer, sur eux, sa puissance maternelle. Il y a donc, nécessairement, perte phallique du côté du maternel, ne serait-ce que parce qu'un certain pouvoir imaginaire dérivé de la dépendance de ces enfants par rapport à elle vient à lui faire défaut.

Avec la cessation des règles se termine le service d'une femme pour l'espèce en même temps que le reste de son corps commence à montrer des signes de vieillissement. La ménopause est une humiliation narcissique difficile à surmonter, écrit Helene Deutsch, car une femme perd alors tout ce qu'elle avait reçu à la puberté. Avec la cessation de l'activité hormonale surviennent les phénomènes de masculinisation dus aux mécanismes hormonaux : poils sur le menton et l'abdomen, changement de la silhouette. Il y a une disparition progressive de sa féminité, et elle ajoute : « Dans cette disparition de ses qualités féminines individuelles, la femme vit une dissolution générale : la perte morceau par morceau de tout ce qui lui avait été donné à la puberté[1]. »

Je pense qu'une femme perd les deux promesses qui lui avaient été faites lors de son entrée dans l'œdipe et qui lui avaient permis d'accepter d'être une femme : celle d'un enfant en substitution du phallus et celle d'une certaine forme de phallicité de son corps tout entier. Il lui faut accomplir un double deuil : elle ne peut prétendre ni à la phallicité du maternel ni à celle de sa beauté.

J'étais en pleine réflexion sur ce sujet quand mon regard a été happé par d'énormes panneaux publicitai-

---

1. Deutsch H. (1945), *La Psychologie des femmes : étude psychanalytique,* PUF, vol. II, 1967, p. 395.

res qui, dans toutes les stations de métro parisien, assuraient : *C'est une chance d'être une femme*. Une superbe Cendrillon me regardait d'un air délicieusement naïf, tandis que, de sous sa longue robe de bal, sortaient neuf adorables bébés.

Une première perte évidente, au moment de la ménopause, est la possibilité de continuer à espérer des enfants comme dédommagement du manque phallique. La psychanalyste new-yorkaise Ruth Lax a montré que l'envie du pénis se trouve alors réactivée par comparaison avec la situation du partenaire masculin qui peut, lui, continuer d'enfanter, ce dont souvent il ne se prive pas quand il refait sa vie avec une femme plus jeune.

La gynécologue S. Epelboin a observé dans sa pratique que les aménorrhées préménopausiques ou ménopausiques peuvent parfois révéler des fantasmes de grossesse. C'est le second diagnostic d'aménorrhée chez la femme de la cinquantaine. Selon la gynécologue Michèle Lachowsky, les femmes sont nombreuses à avoir peur de ces retards de règles qui, il y a peu, signifiaient un risque d'enfant et aujourd'hui signent un tout autre risque, celui de ne plus jamais en avoir. Une de ses patientes – une femme de 49 ans à l'allure encore jeune – veut se persuader qu'elle est enceinte parce qu'elle n'a pas eu ses règles et se montre très blessée en apprenant que cela ne lui est plus possible. Lachowsky commente : « Elle aurait voulu qu'on accordât le même crédit à ses ovaires, ou au moins qu'on ait l'élégance de faire un peu semblant. Comme disent les enfants : *On joue que je peux encore.* » Les femmes se révoltent bien plus souvent que l'on ne le pense, ajoute-t-elle. « Pour vous gynécologues, la cause est entendue, je n'ai plus de raison de me poser de problème, je ne peux plus être enceinte, il n'y a plus de risque de grossesse. Et si je préférais celui-là au risque de ménopause ? Laissez-moi rêver encore un peu[1] ! »

Elle écrit aussi : « La crainte de la grossesse n'est plus du tout celle d'avant, d'avant la quarantaine. Elle est un rempart contre l'avancée de l'âge, le grain de sable dans l'horloge biologique, elle a valeur d'exorcisme. »

Selon la psychanalyste Maria Langer[2], la perte de la capacité d'enfanter suscite une véritable détresse. Une femme, même si elle a eu des enfants, même si son travail la satisfait, fantasme consciemment ou inconsciemment, à chaque nouveau cycle – tant qu'elle n'arrive pas à la ménopause –, une nouvelle grossesse. Les règles, malgré leurs maux, sont la garantie d'une identité féminine possible et d'une maternité toujours en puissance. Michèle Lachowsky avait résumé la question en soulignant : « Ne plus vouloir n'est pas ne plus pouvoir. »

Au-delà de toutes ces pertes : une lueur d'espoir

En contrepartie de tous ces deuils inéluctables, il semblerait qu'une jouissance proprement féminine s'ouvre alors pour certaines femmes, jouissance qui, jusqu'alors, leur était inconnue. Dans une enquête sur la ménopause et la sexualité, Bourgat[3] avait mis en évidence que, « *pour 15 % des femmes interrogées le*

---

1. Lachowsky M., « Ne pas vouloir, ne pas pouvoir : à propos du désir de grossesse à la ménopause », dans *Reproduction humaine et hormones*, vol. 5, n° 6, 1992.

2. Langer M., « A menopausa, consideraçôes finais », *in Maternidade e sexo : estudo psicanalitico e psicossomatico*, Porto Alegre, Ed. Artes Medicas ; trad. Maria Nesttrovsky Folberg, 1981, p. 237-248. Traduit de l'original en espagnol, *Maternidad y sexo – estudo psicoanalitico y psicosomatico*, Buenos Aires, Editorial Paidos, 1978.

3. Cité par Mimoun S., « Ménopause et sexualité », *in Traité de gynécologie-obstétrique psychosomatique*, organisé par S. Mimoun, Médecine-Sciences, Flammarion, 1999, p. 293-302

plaisir augmente avec l'âge ». Le Dr Mimoun[1] dit rencontrer cela, régulièrement, en consultation gynécologique : certaines femmes ne connaissent en effet l'orgasme qu'après la ménopause.

Madeleine Gueydan[2], psychanalyste, se demande pourquoi à ce moment ? Pour y répondre, elle s'appuie sur une hypothèse optimiste et néanmoins intéressante. Tant qu'une femme est mère, l'enfant – en tant qu'équivalent phallique – vient combler chez elle le creux du désir, en bloquant la substitution métonymique sans fin qui lui est propre. La ménopause – parce qu'elle constitue une rupture, parce qu'elle affirme une impossibilité – introduirait à nouveau la castration. Il y aurait alors une réouverture de l'inconscient. Gueydan voit donc dans la ménopause une possibilité d'élaboration *secondaire* : un remaniement du matériel psychique en fonction d'un nouveau but. Ce remaniement de l'œdipe permettrait – enfin – aux femmes de renoncer au maternel et à leur mère[3].

Une des conséquences de cette liberté retrouvée va être l'instauration d'une pulsion libidinale accrue qui se manifestera aussi bien dans un désir sexuel intensifié que dans des actes de sublimation. « Méfions-nous de cette idée commune qu'à la ménopause le désir sexuel décline. Ou il y a renoncement par refoulement, ou il y a une exacerbation qui entraîne parfois culpabilité ou gêne[4]. » Gueydan se situe là dans la droite ligne de Freud et de Deutsch, et à contre-courant de la littérature actuelle.

Certaines femmes affirment – dit-elle – qu'elles n'ont jamais été aussi satisfaites dans leurs rencontres

---

1. Président de la SPGOP : Société française de gynécologie-obstétrique psychosomatique.
2. Gueydan M., *Femmes en ménopause*, Érès, 1991.
3. Gueydan rappelle que, parfois, c'est l'inverse qui se produit, induisant la survenue d'une mélancolie.
4. *Idem*, p. 33.

sexuelles qui, si elles sont moins fréquentes, sont d'une qualité érotique bien supérieure.

Ces remarques se retrouvent dans des enquêtes d'opinion faites sur des échantillons représentatifs des femmes françaises. Mais ces études ne sont pas en mesure de proposer des hypothèses psychanalytiques sur les causes de ce qui est là constaté. Comment expliquer que certaines femmes dépassent leur frigidité justement à la ménopause ? Rappelant que la mère ne peut procurer de jouissance du vagin, car c'est le seul endroit du corps de la fille qui lui est fermé, Gueydan fait l'hypothèse suivante : ne pas avoir de jouissance vaginale peut être une façon de ne pas renoncer à sa mère qui resterait présente dans cette absence de jouissance[1]. L'auteur propose de penser que, lorsque le deuil du maternel a pu se résoudre à la ménopause, cette jouissance devient possible et correspond à l'acceptation de l'homme qui séparera de la mère. Voilà une hypothèse intéressante et une bonne nouvelle.

Il est vraisemblable que, pour certaines, la fin de leur rôle maternel ou en tout cas la fin de la possibilité d'enfanter leur permettent de redécouvrir, ou de découvrir, leur désir sexuel pour leur partenaire. Leur refus du féminin, c'est-à-dire leur refus de la jouissance vaginale, semble s'émousser au moment où elles font le deuil d'être mères, en même temps qu'un certain deuil de leur propre mère[2]. Les voilà enfin aptes à recevoir le mari-amant, l'*effracteur nourricier*[3] qui les portera aux cieux d'une jouissance qui vient enfin de s'entrouvrir à elles. Mais, pour cela, encore faut-il qu'elles soient à même de le garder. Ma clinique psychanalytique m'a enseigné que cela dépendait bien plus du savoir qu'elles

---

1. Ma clinique des femmes frigides de la trentaine semble corroborer cette hypothèse de Gueydan.

2. Nous avons vu que Madeleine Gueydan fait cette hypothèse.

3. Pour ce concept, voir Schaeffer J., *Le Refus du féminin*, PUF, 1997.

avaient des conditions du désir masculin, des difficultés de leur propre crise du milieu de la vie, de leur capacité à entendre le rêve des hommes, que de leur jeunesse.

Les rêves des hommes que des femmes méconnaissent

À la ménopause, quand l'image corporelle change, seul le regard du partenaire semble pouvoir apaiser l'impitoyable condamnation d'un miroir. Face au désarroi d'une femme, c'est lui qui peut la soutenir et la rassurer. Or le gynécologue Sylvain Mimoun, tout en reconnaissant l'importance du partenaire, rappelle que, selon Channon et Ballinger[1], dans 25 % des cas la diminution des rapports sexuels est due aux difficultés d'érection du conjoint. Mais, comme l'identité féminine ne se soutient que d'un regard-parole de l'Autre, les défaillances à garder érigé son hommage, de la part de celui qui occupe cette place, peuvent avoir des effets sur elle.

Cela accroît, chez certaines, la revendication adressée au partenaire qui doit, par les preuves de la puissance de son désir érigé, la rassurer sur sa capacité, à elle, d'être toujours désirable. On voit bien, dans ce contexte, comment la défaillance de la puissance mâle peut être interprétée par l'épouse comme un témoignage de la perte de ses charmes. Pour peu qu'il aille alors vérifier sa virilité auprès d'une autre, certes parfois plus jeune, et l'hypothèse de départ que faisait sa femme s'en trouve confirmée.

Face à cet organe viril qui pourrait venir à défaillir et, au-delà de l'organe, à l'éventualité que le phallus ima-

---

1. Channon L. D., Ballinger S. E. : « Some aspects of sexuality and vaginal symptoms during menopause and their relation to anxiety and depression », *in Br. J. Med. Psychol.*, 1986, 59, 173-180.

ginaire – symbole de fécondité et de toute-puissance – puisse faire défaut, l'homme aux tempes grisonnantes revit son angoisse de castration, écrit le psychanalyste Patrick De Neuter : « Ces craintes et frayeurs sont d'autant plus probables et plus fortes que l'homme conjugue sa vie à celle d'une femme qui a fait carrière, qui a du pouvoir et du savoir, qui prend l'initiative dans la relation de séduction ou, encore, qui peut le dominer par son intelligence ou par l'importance de ses biens matériels. De telles femmes, qui ont réussi leur vie selon certains critères d'aujourd'hui, peuvent, bien malgré elles, réactiver chez l'homme des fantasmes d'enfance, de domination par une imago maternelle phallique et donc féminisante[1]. »

Freud parlait d'un climatère au masculin, pour désigner ce moment où un homme connaît une certaine baisse de sa puissance. Ce qui ne veut pas dire que son désir diminue, Freud affirme clairement qu'il y a, chez l'homme aussi, augmentation de la libido. Il arrive ainsi que ce partenaire masculin aille chercher ailleurs où satisfaire sa libido, tout en se rassurant sur sa puissance. Avec une partenaire bien plus jeune, il pourra plus facilement compenser sa perte de puissance physique par sa puissance sociale et économique. La romancière italienne Lidia Ravera décrit bien ces grands personnages masculins qui épousent des jeunes femmes dont l'accomplissement social et économique n'est pas encore fait et qui ont donc besoin d'eux qui se sentent alors aimés et admirés, car utiles et importants[2].

Le concept psychanalytique de phallus est à double tranchant : signifiant du manque sur le plan sym-

---

1. De Neuter P., « Le mythe de l'enlèvement d'Europe, considérations actuelles sur le désir de l'homme à l'aube et au midi de la vie », *Le Bulletin freudien*, Bruxelles, n° 37-38, sept. 2001, p. 75-105.
2. Ravera L., *Né giovani né vecchi*, Mondadori, 2000.

bolique, mais marque de la puissance virile, sur le plan imaginaire. Dans le jeu du désir entre homme et femme, c'est bien dans la méconnaissance de ce double caractère du phallus que réside souvent une des causes de la crise des couples au milieu de la vie. Mais quel rapport y a-t-il entre le phallus et l'organe masculin ? Selon Lacan, ce dernier pouvait s'avérer décevant au registre phallique : « L'organe ambocepteur peut être dit céder toujours prématurément[1]. » Et, au moment où il aurait fallu qu'il soit encore là, « il n'est plus qu'un petit chiffon, il n'est plus là que comme témoignage, comme souvenir de tendresse pour la partenaire[2] ».

Cet organe, Lacan ne l'appelle pas le phallus. Il constate surtout combien il est défaillant à tenir cette place. Nous pouvons imaginer l'angoisse que suscite une situation où cet *organe ambocepteur* devient l'unique preuve de phallicité qu'un homme puisse donner à sa compagne. Cela peut se produire quand l'organe est la seule forme imaginaire de phallicité dont elle serait encore dépourvue. Disposition d'autant plus angoissante pour un homme à la soixantaine s'il ne peut plus lui renouveler, sur-le-champ, son hommage. Cette situation concernerait moins les « grands hommes » car, du phallus imaginaire, ils en ont ailleurs à revendre.

En 1998, la journaliste Gail Sheehy – qui sept ans auparavant avait écrit *The Silent Passage*, un best-seller sur la ménopause, lu par plus d'un million de femmes américaines[3] – publie un des premiers livres grand public consacré à la crise du milieu de la vie

---

1. Lacan J., *Le Séminaire sur l'angoisse*, leçon du 29 mai 1963, séminaire inédit.
2. Mais cette situation n'est un drame, poursuit Lacan, que pour celui qui croirait dans l'idéal de l'accomplissement génital.
3. Sheehy G., *The Silent Passage : Menopause*, Pocket Book, 1991.

chez les hommes. Elle y remarque que beaucoup de femmes de la cinquantaine occupent maintenant une position de prestige sur le plan professionnel. Tandis qu'elles montent leurs propres entreprises ou bien reprennent des études universitaires, leur mari peut avoir l'impression que sa carrière se rétrécit. Cela produit « dans la relation, un déséquilibre dans la balance du pouvoir. La relation peut alors éclater[1] ».

Nous savons qu'énoncer qu'il y a danger dans un couple quand la « balance de pouvoir » penche du côté féminin n'est pas dans l'air du temps. À cela on nous rétorquera que ce ne sont là que des cas particuliers. Que disent les études démographiques à ce sujet et comment les entendre ? Seule cette question de la distribution dissymétrique de la place du phallus permet de saisir pourquoi la majorité des femmes sans partenaire sexuel ont en moyenne un niveau d'études *bac plus 5*, tandis qu'à situation égale le niveau d'études moyen des hommes est *bac moins 5*.

En ville, les femmes cadres restent souvent seules, cela parce que leur phallus imaginaire (argent, pouvoir) n'attire pas les hommes. Ils ont besoin d'avoir le phallus dans leur champ, ce qui explique, en partie, leurs couples avec des femmes plus jeunes. La fonction du phallus permet aussi de comprendre pourquoi des hommes plus âgés, à salaire supérieur, ont autant de chances d'avoir une partenaire sexuelle que des hommes plus jeunes à salaire inférieur. Dans notre société, l'argent est une des formes du phallus imaginaire. Pour ce qu'il en est des rapports sexuels, avoir du phallus imaginaire favorise les hommes et non les femmes, et cela pour des raisons de structure.

----

1. Sheehy G., *Understanding Men's Passage*, Ballantine Books, 1999, p. 150.

En tant que psychanalyste, nous pourrions avancer que, pour qu'un homme se permette de se dire amoureux, aille quêter une partenaire de l'autre sexe, il lui faut pouvoir se soutenir d'un phallus imaginaire dans son champ à lui et d'un certain manque de son côté à elle. Pour une femme, c'est de viser le phallus dans le champ de l'Autre (de l'autre sexe) qui l'amène à se sentir portée vers lui. Pour cela, encore faut-il qu'elle puisse se vivre un peu manquante de ce qu'elle va aller viser dans son champ à lui.

Or, chez tout sujet, le phallus ne se présente que sur le mode du manque, – φ. Le sujet ne peut trouver de phallus positivé que dans le regard de l'Autre, sa compagne de l'autre sexe. C'est elle qui le garantira qu'à ses yeux le phallus – ou plutôt un de ses avatars imaginaires – se trouve bien dans son champ à lui. Il y a là une faiblesse masculine que la féminité devine, à condition cependant qu'une femme supporte de viser le phallus dans le champ de son partenaire, ce qui suppose qu'elle s'en reconnaisse manquante. Si, sur le plan intellectuel, les deux partenaires ont la même puissance phallique, ce n'est pas là que jouera la dissymétrie. Voilà sans doute pourquoi les couples formés par un grand professeur et sa jeune élève émerveillée fonctionnent plutôt bien.

Il peut arriver qu'une femme ait des difficultés à signifier à son conjoint qu'à ses yeux il en a, du phallus. Son indépendance financière à elle ôte à l'argent du mari la valeur d'un phallus imaginaire dont il serait nanti et dont elle serait manquante. Dans les générations précédentes, les mères des actuelles quinquagénaires ne travaillaient pas, ce qui garantissait une dissymétrie. Sa carrière la mène à recevoir tout autant d'honneurs, sinon plus, que lui. Ce n'est donc pas non plus la reconnaissance sociale qui peut incarner, imaginairement, la présence du phallus dans son champ à lui[1]. À la ménopause, sa femme ne pourra même plus recevoir de lui un enfant.

Certaines auront, néanmoins, suffisamment d'ingéniosité pour continuer à lui signifier qu'à ses yeux à elle le phallus est bien dans son champ à lui. Sinon, il se trouvera réduit à ne faire preuve de sa phallicité qu'en termes de son organe érectile. Cet organe, même s'il imaginarise pour beaucoup la fonction phallique, n'en est qu'un des avatars et l'un des plus fragiles. Sommé de venir tout seul faire preuve de l'existence de cette puissance, il peut d'autant plus défaillir que l'homme de la fin de la cinquantaine n'est plus au zénith de ses performances dans ce domaine. C'est là qu'il consulte l'andrologue.

Les cauchemars de l'homme aux tempes grisonnantes

Chez l'homme de la fin de la cinquantaine, l'angoisse de castration est réactivée aussi par le sentiment que la mort n'est plus une abstraction. Dans la mesure où elle signifie l'arrêt de la possibilité de procréer, la ménopause de sa compagne ôte ce qui pouvait faire obstacle à la mort.

Le psychanalyste De Neuter dresse la liste des réactions possibles pour tenter de maintenir la dénégation et les diverses formes du « *je n'en veux rien*

---

1. Ce processus de destruction de toute dissymétrie ne fait que s'accélérer. Beaucoup de femmes de la trentaine mènent aujourd'hui des carrières très réussies, mieux que celles de leurs éventuels partenaires masculins. Un nouveau phénomène de société semble apparaître, déjà souligné en Angleterre. Il semblerait qu'il y ait plus d'un million de femmes cadres supérieurs de la trentaine qui n'ont aucun partenaire masculin. Un certain nombre d'entre elles en loueraient pour se présenter à certains dîners ou réceptions. Gail Sheehy remarque que, même dans les couples constitués, dès la fin de la trentaine, la perte du désir sexuel est en rapport avec une lutte pour le pouvoir entre les deux partenaires. Voir Sheehy G., *Understanding Men's Passage, op. cit.*, p. 179.

savoir ». Celle qui touche le plus la partenaire ménopausée est assurément le besoin qu'ont certains de se
lancer « dans de nouvelles amours[1], avec des jeunes
femmes bien plus jeunes qu'eux. D'aucuns même se
lancent dans de nouvelles paternités. Amour et procréation se font tentatives de guérison de l'angoisse
suscitée par la vieillesse et la mort, angoisse que Freud
a rapprochée de l'angoisse de castration[2] ». Tout nouvel
amour, rappelle Patrick De Neuter, indépendamment
de l'âge de l'aimé, induit chez les amants un sentiment
de renaissance : « On comprend que ce sentiment de
renaissance sera d'autant plus grand que l'aimée sera
en âge d'être la fille de l'amant envahi par les angoisses du vieillissement et de la mort[3]. »

L'enfant n'est pas lourd de sens pour la femme
seulement. La clinique montre que l'homme peut en
espérer l'attestation visible de sa virilité, la confirmation de sa puissance, la prolongation de sa vie au-delà
de sa mort et l'assurance de la perpétuation de la
généalogie[4].

De Neuter évoque l'écrivain Françoise Rey, dont le
roman *La Rencontre* raconte l'histoire d'un père, châtelain qui, à la fin de la cinquantaine, tombe amoureux
d'une jeune villageoise que son fils, mort à la guerre,
avait mise enceinte. Le père adopte l'enfant et devient
l'amant de la mère, à qui il fait encore un bébé. À
l'annonce de sa nouvelle paternité, il repartit « ivre
d'une joie totale, absolument heureux, radicalement
métamorphosé. Il avait vingt ans, à peine plus, et le plaisir d'exister bouillonnait en lui avec l'amour qu'il venait

---

1. D'après le *Consumer Report*, 25 % des maris et 8 % des
épouses *ont dit* avoir eu des rapports sexuels extraconjugaux au
moins une fois après l'âge de 50 ans.
2. De Neuter P., *op. cit.*
3. *Idem.*
4. Stryckman N., « Désir d'enfant ». *Le Bulletin freudien*, 21,
1993, p. 91-92., cité par De Neuter P., *ibidem.*

de donner et de recevoir. Il se sentait beau, vigoureux, puissant et immortel, en dehors des lois du monde[1] ».

Il me paraît important de souligner, dans ce passage, deux signifiants qui sont, à mon avis, essentiels dans la constitution de la dissymétrie de ce nouveau couple : il est *châtelain*, elle n'est que *villageoise*. De ce blason de pouvoir – phallus imaginaire – dont il est pourvu, elle est manquante. Ce fantasme de puissance et d'immortalité – être en dehors des lois du monde, qui accompagne chez l'homme ce type de remaniement de sa vie – va être très bien metaphorisé par l'auteur à travers le mythe de Zeus et Europe.

Zeus succombe aux charmes d'une jeune mortelle qui n'est autre que son arrière-arrière-petite-fille. Il se métamorphose alors en un beau taureau blanc et doux sur lequel la jeune fille monte. Il l'enlève, lui déclare sa flamme, l'épouse et lui fait trois enfants qui « deviendront des personnages illustres et puissants sur cette terre[2] ». Difficile d'imaginer mieux du côté du phallique. Pour De Neuter, le mythe d'Europe figure bien *l'homme aux tempes grisonnantes* assailli par le démon de midi. Beaucoup de femmes, dont les maris courtisent de bien plus jeunes, voient dans les marques du temps qui commencent à se faire sentir sur leur corps la raison de la désaffection maritale.

Dans le mythe, rien ne dit que Zeus ait délaissé sa femme Héra parce que celle-ci aurait perdu ses charmes. Il est d'ailleurs difficile d'imaginer qu'une divinité de l'Olympe se flétrisse. Par contre, De Neuter souligne que Zeus devait avoir quelques difficultés dans son couple par rapport à la dissymétrie phallique. Certains mythes rappellent qu'Héra est bien l'épouse de Zeus, mais qu'elle est d'abord sa sœur.

---

1. Rey F., *La Rencontre*, Spengler, Pocket 3047, 1993, p. 445-446, cité par De Neuter P., *ibid*.
2. De Neuter P., *ibid*.

C'est elle qui *donne* la souveraineté. « L'iconographie grecque la représente d'ailleurs souvent munie d'un sceptre et assise sur un trône[1]. » Avec Héra, rien n'indique à Zeus que le phallus se trouve de son côté, au contraire. Ne serait-il pas allé vers la jeune fille pour des raisons liées à la structure même du désir masculin ? Ce genre de situation est fréquent dans notre bas monde. « Ceci nous aide aussi à comprendre les difficultés que peuvent rencontrer certains hommes avec des femmes pourvues de ces attributs phalliques que constituent le savoir universitaire, le pouvoir politique ou encore la réussite financière[2] », dira De Neuter.

Le problème est plus aigu encore quand la compagne ne peut plus porter d'enfants, preuves visibles de la puissance phallique de son mari. Or il n'est venu à l'idée de personne qu'une déesse puisse se retrouver ménopausée, castration impensable pour une divinité. Par contre, « ses rejetons les plus célèbres, Héra les conçoit seule, soit en frappant le sol de sa main, soit en mangeant une laitue qui la rend féconde sans que Zeus la touche[3] ». Et, du coup, Héra se trouve dans la même situation que beaucoup de femmes ménopausées : son mari va aller chercher ailleurs où prouver sa puissance paternelle et phallique. Lorsqu'il va vers une femme plus jeune, un homme cherche, en général, celle qui veut bien se plier aux caprices de son désir : « Autrement dit, et plus radicalement, des jeunes disposées à se faire l'objet cause de son désir[4] », ajoute De Neuter.

Le désir masculin envers une femme vient en général s'accrocher sur un trait de celle-ci : les jambes ou les fesses, un brillant dans le regard ou sur la cheve-

---

1. *Ibid.*
2. *Ibid.*
3. *Ibid.*
4. *Ibid.*

lure, le galbe d'un sein ou encore telle tenue vestimentaire. Ou bien ce sera une certaine façon de s'asseoir, de s'habiller, une certaine modulation de la voix. C'est l'« objet a », qui peut se découper de son corps à elle, qui cause son désir à lui[1]. Il est des féministes bien sûr pour dénoncer ce qu'elles appellent la réduction d'une femme en objet. Mais beaucoup, tout en n'en étant pas dupes, s'y prêtent volontiers, voire jouent de cet objet qui cause le désir du partenaire.

Quand une femme se met dans l'idée que c'est l'usure de son corps qui désamorce le désir du partenaire, elle baisse souvent les bras et considère qu'il n'y a plus lieu de continuer à jouer le rôle de celle qui a ce qu'il faut pour causer son désir. Elle fait probablement erreur, car, s'il y a sûrement nécessité d'une certaine positivation « perverse » de l'*objet « a »*, cause du désir masculin, cette positivation peut se faire dans un jeu de cacher-montrer propre à la mascarade et qui réussit à se réaliser même au niveau d'un dire, par un signifiant.

Les formes possibles du charme à la ménopause

Le personnage mythique de Ninon de Lenclos représente cet idéal de femme qui fut capable de séduire jusqu'à un âge avancé de sa vie. Il y a deux composantes dans son personnage : jeune, et belle, elle a pu s'appuyer sur l'image idéalisée du corps féminin, qui était sûrement promu en tant qu'idéal phallique. Elle n'ignorait pas – comme toutes les grandes courtisanes – combien de cette place elle pouvait être aimée des hommes. Mais elle ne s'est pas laissé réduire à une image. Elle se savait porteuse d'un signifiant spé-

---

1. Nous parlons ici de désir et non pas d'amour, ce dernier concerne l'être tout entier.

cifique de l'Idéal paternel : elle chantait en jouant du luth, l'instrument de son père. Qu'est-ce qui a permis à Ninon de Lenclos de se prêter, avec une telle aisance, au jeu de la mascarade féminine – jusqu'à sa forme extrême, la courtisane ? C'est sans doute la très bonne relation qu'elle a eue avec ce père, dans l'enfance, qui lui a donné ce solide sentiment de son identité de femme et de sujet. Il était luthiste et avait enseigné à sa fille l'art de cet instrument. À la cinquantaine, riche et respectée, elle charmait son salon en jouant du luth à tous ces grands messieurs qui le fréquentaient. De l'art du bien jouer et du bien chanter, elle cultiva par la suite l'art du bien dire au point que Voltaire – qui eut le privilège de fréquenter son salon – la comptera parmi les femmes philosophes.

Un des exemples les plus touchants du pouvoir séducteur du bien dire féminin nous est donné dans un trait particulier de la liaison entre Colette et Bertrand de Jouvenel. Cette *puissance du bien dire* prend la forme d'une lettre, rédigée par une femme dont le corps est maintenant celui d'une quinquagénaire qui porte son âge. Cela montre que ce pouvoir demeure très au-delà de la possibilité d'offrir l'image d'un corps féminin promu idéal phallique. Cette lettre, écrite au moment où son jeune amant de 24 ans devait la quitter pour se marier avec une jeune fille, ne lui parvint jamais. Sa nouvelle fiancée l'avait interceptée – elle le lui avoua bien plus tard et la lui récita[1]. Elle l'avait apprise avant de la détruire, tant elle la trouvait belle. La jeune femme redoutait la puissance de cette prose sur celui qu'elle aimait. Ce que la jeune fiancée jette à la corbeille, ce sont des mots dont le charme opère à l'instar d'un philtre. Nous avons là, en action, le pouvoir du bien dire.

---

1. Lottman H., *Colette*, Gallimard, 1990, p. 248. Il cite Bertrand de Jouvenel : *La Vérité*.

Germaine Greer[1] rappelle elle aussi qu'« il existe, dans l'histoire, des exemples de femmes d'âge mûr qui, jusqu'à leur mort, ont fait l'objet d'une passion. Diane de Poitiers, en pleine maturité, avait su conquérir et garder l'amour du jeune roi de France, lequel aurait pu s'offrir les plus belles jeunes femmes du royaume. Cela prouve qu'une femme, c'est plus qu'une paire de seins, écrit-elle, car elle ne devait pas être bien belle à voir en slip ». Pour rendre compte du pouvoir de séduction de ces femmes matures de l'Ancien Régime, Greer cite leur esprit, leur intelligence, leur raffinement et leur personnalité. Au milieu de la vie, le charme prend d'autres formes que la fraîcheur des appats.

Quand l'homme aux tempes grisonnantes consulte l'andrologue pour des inquiétudes quant au fonctionnement de son organe, il se plaint parfois que sa femme attend de lui des preuves corporelles de son désir et qu'en plus il doit se montrer capable de la faire jouir vaginalement. « Celle-là même qui, auparavant, semblait préférer les jeux préliminaires, voilà qu'elle ne pense plus qu'à être pénétrée ! », remarque le Dr Sylvain Mimoun[2]. Mais, quand le mari n'a plus, face à elle, d'autre preuve de sa puissance phallique à fournir que celle – bien mince – des performances de son organe érectile, il peut être pris de craintes. Il tendra à éviter les situations où sa puissance phallique risque de se mesurer essentiellement en termes de ses performances érectiles. Une plaisanterie américaine, rapportée par le très sérieux journal *Le Monde*, résume

---

1. Greer G., *La Seconda Metà della vita : come cambiano le donne negli anni della maturità*, trad. ital. De Bernascone R. et Galasso T., Mondadori, 1992.

2. À propos des plaintes en consultation d'andrologie, nous remercions ici les renseignements cliniques qui nous ont été apportés par le Dr Sylvain Mimoun, dans le cadre de notre séminaire commun sur la ménopause à la Société française de gynécologie-obstétrique et psychosomatique.

parfaitement cette situation : un mari est paniqué de ne pas retrouver sa femme à la maison, une heure après avoir avalé du Viagra. « Essayez avec la femme de ménage », conseille le médecin. « Mais avec elle je n'ai jamais eu de problème », rétorque le patient très énervé.

La psychanalyste Ruth Lax pense que les femmes – tout à leur honte face aux changements corporels et à leur propre détresse psychique – ont tendance à dénier les problèmes, tant psychiques que physiques, que traversent leurs conjoints dans la crise du milieu de la vie. Une patiente, dont le mariage était en crise pendant sa ménopause, se sentait mise en danger par les attentions que son mari prodiguait à des femmes plus jeunes. Elle éclate à une séance : « Et lui il peut se tirer, et tout recommencer, autant de fois qu'il le voudra, et moi je suis coincée avec les mômes et je ne peux même plus en avoir d'autres. Comme si j'étais desséchée et ne pouvais plus refleurir. Je suis coincée dans ma vie... pas lui[1]. » Je dirais que, faute de pouvoir entendre que lui aussi faisait là face à sa propre castration, elle ne pouvait que retrouver, dans toute sa vivacité, son *penis neid* renouvelé. Cela risque de rendre une femme sourde à ce qui se passe dans son couple. Ces femmes plus jeunes, à qui leurs maris prodiguaient leurs attentions, n'étaient-elles pas moins phalliques que l'épouse ?

Le châtelain grisonnant se choisit une villageoise et non une autre châtelaine ; le grand professeur, une élève et rarement une collègue aussi brillante que lui. Zeus lui-même ne remplace pas Héra par une autre divinité. La dissymétrie du registre phallique se retrouve pratiquement toujours dans les nouveaux couples de nos Zeus d'ici-bas.

----

1. Lax R., « The expectable depressive climateric reaction », *Bulletin of the Menninger Clinic*, 46 (2), 1982, p. 202.

Un certain nombre de femmes trouvent l'art de regarder-écouter le conjoint en le mettant à cette place phallique et le talent de s'en montrer dépourvues. Les hommes les quittent assez rarement. Mais une difficulté supplémentaire se présente sur le chemin d'une femme vers une deuxième vie amoureuse.

Cauchemars incestueux : cause foncière
dans l'abandon de la sexualité par une femme
au milieu de la vie

Convient-il de parler d'amour ou de passion pour des femmes à la ménopause ? Ou n'y aurait-il d'amours que celles qui, désexualisées, n'entraînent plus de passion ; celui d'une grand-mère pour ses petits-enfants, par exemple ? Dans ses travaux sur le désir de l'homme au midi de la vie[1], Patrick De Neuter s'interroge sur le destin des épouses délaissées par ceux qui vivent alors une passion avec une femme plus jeune. Confrontées aux mêmes épreuves du vieillissement, elles n'ont pas la possibilité de lutter avec les mêmes armes. Les femmes n'auraient-elles plus assez de libido pour vivre des passions ?, se demande-t-il.

À plusieurs reprises, Freud met en parallèle la ménopause et la puberté : une jeune fille inhibe son désir parce que c'est trop tôt, et une femme en ménopause parce que c'est trop tard. Helene Deutsch (1944) va apporter des compléments à l'entendement de cette inhibition[2]. Elle rappelle les travaux de Freud sur les fantasmes incestueux à la puberté : au moment où il y a accroissement des pulsions sexuelles, celles-ci vont

---

1. De Neuter P., « Le mythe de l'enlèvement d'Europe : considérations actuelles sur le désir de l'homme à l'aube et au midi de la vie », *Le Bulletin freudien*, septembre 2001, Bruxelles, n° 37-38, p. 75-105.
2. Deutsch H., (1944) *La Psychologie des femmes : étude psychanalytique*, PUF, 1967, vol. II, p. 391-418.

prendre comme objet le parent œdipien. La puberté est une deuxième reviviscence du complexe d'Œdipe, et, pour elle, la ménopause en serait une troisième. Elle adjoint donc l'hypothèse de l'existence à la ménopause, comme à la puberté, de fantasmes incestueux ; à ceci près que c'est le fils de cette femme mûre, nous l'avons vu, et non plus le père, qui occupe maintenant cette place d'objet incestueux. Ce fils n'a-t-il pas, en naissant, été investi de toutes les qualités de l'Idéal dont la mère auréolait, petite fille, son propre père ? Freud disait déjà que le lien tendre à l'enfant est infiltré d'adjonctions sexuelles inconscientes. Elle donne ici, me semble-t-il, sa plus importante contribution à la sexualité en milieu de vie.

Freud a toujours maintenu l'idée qu'il y avait au moment de la ménopause une formidable poussée libidinale. Si certaines femmes le reconnaissent, elles ne sont pas la majorité. La clinique montre plutôt que beaucoup se disent moins intéressées par leur vie sexuelle, voire l'abandonnent définitivement. Quant aux enquêtes démographiques, nous avons vu que Delbès et Gaymu[1] observent de grandes disparités entre hommes et femmes à partir de la ménopause. Si, entre 50 et 69 ans, la quasi-totalité des hommes ont une activité sexuelle, près d'un tiers des femmes en sont déjà privées. Le fait qu'elles soient plus souvent sans partenaires n'explique pas tout, puisque l'abstinence augmente avec l'âge, même chez celles qui sont en couple. Y aurait-il alors, contrairement à ce que pensait Freud, une baisse de la libido ?

Bien qu'elle ne soit pas sans intérêt pour la clinique de la ménopause, je laisse ici de côté la frigidité *primaire,* qui connaît une autre étiologie : l'envie du

____

1. Delbès C., Gaymu J., « L'automne de l'amour : la vie sexuelle après cinquante ans », *Population,* n° 6, novembre-décembre 1997, L'INED.

pénis, mais aussi le lien à la mère. Pour Madeleine Gueydan, nous l'avons vu, si un nombre significatif de femmes disent n'avoir connu de véritable jouissance qu'après la ménopause, c'est parce qu'elles ont enfin pu faire le deuil du lien à la mère. Je laisse aussi de côté celles qui, à la ménopause, continuent d'être frigides.

Les causes de l'impuissance masculine, telles que Freud les décrit dans ce texte, me semblent pouvoir rendre compte de la clinique des femmes qui disent avoir perdu l'intérêt qu'elles éprouvaient auparavant pour les relations sexuelles. Il ne s'agit pas d'un phénomène dû à l'âge ou à des facteurs biologiques. De ce point de vue, je rejoins Delbès et Gaymu[1]. Je propose, au contraire, d'envisager ces désaffections, cette clinique de la perte de l'intérêt sexuel à la ménopause comme la conséquence d'une inhibition face à des fantasmes incestueux. Ce désintérêt serait la face visible d'une poussée passionnelle, inconsciente, vers un fils ou un homme de l'âge d'un fils. Freud avait déjà démontré les influences inhibitoires qui découlaient du choix d'objet incestueux à la puberté. Quelles seraient, selon lui, les causes de ces influences inhibitoires chez un homme ?

Le premier facteur consiste dans le sentiment du sujet de ne pas avoir d'autre choix que celui de l'objet incestueux : soit parce qu'il n'a pas le droit de choisir, soit parce qu'il n'a aucune chance de pouvoir choisir quelqu'un de convenable. On peut aisément l'appliquer aux femmes qui traversent la crise du milieu de la vie. Qu'elles n'aient plus de partenaire fixe ou qu'elles connaissent un désert dans leur vie érotique avec le conjoint, elles auront beaucoup de difficulté à s'écarter de l'objet *fils incestueux* si elles ont le sentiment – à tort ou à raison – qu'au registre de leur vie

---

1. Delbès C., Gaymu J., « L'automne de l'amour », *op. cit.*

érotique rien ni personne ne les attend. Il ne leur reste plus alors qu'à supprimer de leurs représentations psychiques le courant érotique et à surinvestir le courant tendre sur le fils.

Le deuxième facteur, selon Freud, advient d'un trop grand investissement érotique de l'objet infantile. De même, il sera plus difficile pour une femme, à la ménopause, de trouver ou de retrouver un objet autre que le fils quand ce dernier a été trop fortement investi libidinalement et érotiquement, au détriment du lien au mari ou à l'amant.

Beaucoup de femmes, au milieu de la vie, trouvent leur bonheur en s'investissant dans le lien tendre au fils adulte. Pour que ce lien ne soit pas source d'une angoisse équivalente à celle de la patiente d'Helene Deutsch, il leur faut sacrifier toute vie sexuelle, ou du moins le plaisir érotique, pour que l'image de ce fils, devenu homme, ne vienne pas éveiller chez elles le démon de midi. Dans cette période ménopausique, une majorité de femmes relatent aux gynécologues des modifications de la sexualité, allant plutôt dans le sens d'une diminution de la libido, de la fréquence et de la qualité des rapports. Je pense que la cause est à chercher du côté d'une inhibition psychique des fantasmes sexuels.

J'ai rencontré des inhibitions de la sexualité à la quarantaine qui dérivaient de ce même complexe : l'angoisse face à la présence d'un fils tendrement aimé qui, du jour au lendemain, devient un bel homme en pleine possession de sa puissance sexuelle.

Ingrid, une belle et grande blonde de la quarantaine, se plaint d'un désintérêt nouveau pour sa vie sexuelle avec son mari, d'autant plus étonnant que ce dernier l'aime et la désire. Légèrement plus âgé qu'elle, cet Allemand encore vigoureux donne de la valeur à leur vie érotique. Ce désintérêt a coïncidé, chez elle, avec la puberté de son fils aîné, grand jeune homme, qu'elle décrit avec une abondante chevelure érigée autour de la tête. Elle a d'ailleurs l'impression de trop le surveiller, comme s'il fallait protéger l'humanité contre les excès sexuels qu'elle suppose à ce fils. Elle dit venir en analyse, entre autres, pour être moins sur son dos.

L'analyse d'un premier rêve l'amène à prendre la mesure de son lien incestueux au fils, ce qui la rend plus libre et plus tranquille dans sa relation avec lui. Pendant quelque temps, elle retrouve une vie sensuellement plus épanouie avec son mari. Un nouveau désintérêt sexuel surviendra au moment de la ménopause, qui coïncide avec l'entrée en puberté de son second fils. La réactivation du fantasme incestueux inconscient est patente dans le cauchemar qu'elle apporte, très angoissée, à une séance matinale : elle se trouve sur une plage, avec ce deuxième fils, quand une baleine survient et le mange. Rien, dans le récit de ce rêve, ne lui rappelle un quelconque événement récent. Les associations ne viennent qu'après sollicitation. Une baleine ? Cela ne lui rappelle tout d'abord rien. Mais, il y a quelques jours, en se regardant dans la glace, elle a pensé qu'elle était trop grosse, comme une baleine. Cette analysante vient d'une communauté allemande du sud du Brésil où il est habituel de dire d'une femme un peu forte qu'elle ressemble à une baleine. Pour le reste, elle ne voit rien. Nous menons cette cure en français, langue qu'elle parle fort bien, mais, là, je lui demande de traduire son rêve en portugais. Quand elle s'entend dire, dans la langue de son pays, que la baleine a mangé le jeune homme, elle éclate de rire. En effet, au Brésil *comer*, manger, veut dire en argot « baiser ». La baleine avait donc baisé le fils au bord de la mer.

Helene Deutsch ne fait pas qu'énoncer la possibilité de pareils fantasmes amoureux, elle affirme que l'objet d'amour de la femme de cet âge est le fils[1]. Deutsch parle ici d'un nouveau mythe d'Œdipe ; je propose de l'appeler plutôt *complexe de Jocaste*.

Des vendanges en automne :
un rêve qui n'est pas impossible

Pour une femme parvenue au milieu de la vie, pouvoir en parler permet de prendre une distance amusée par rapport à ce type de fantasme inconscient, bien plus fréquent que ne le laisserait penser le silence qui l'entoure. Savoir que cela est normal, en tant que fantasme, même si le fils réel reste marqué de l'interdit de l'inceste, dégage le droit à désirer tout autre homme.

L'acceptation du complexe de Jocaste ouvre la possibilité à une nouvelle période amoureuse. Alors, si une femme sait prendre en compte les conditions spécifiques du désir masculin, il n'est pas impossible d'espérer que les charmes brûlants de son été indien cessent d'inquiéter le partenaire et qu'il puisse la suivre vers l'automne en en savourant les fruits. Après tout, il n'y a de vendanges qu'en automne.

Marie-Christine LAZNIK

---

1. J'aurais tendance à nuancer le propos car il n'y a pas de généralisations possibles pour des femmes, et une femme peut aussi être amoureuse d'une autre.

MÉTIER OU MATERNITÉ.
LES DEUX, POURQUOI PAS ?

Atteintes de « *mommy madness* » ou de « bébé attitude » investies aussi intensément que fièrement dans la maternité, les femmes d'aujourd'hui délaisseraient délibérément leur métier et leur carrière.

Depuis une trentaine d'années en France, la thèse de l'accomplissement de « la » femme dans la « mère » est récurrente. De Christiane Collanges à Edwige Antier, le fétichisme maternel trouve de sérieux supporters. Et il reçoit l'aval d'une considérable littérature américaine propageant au nom des valeurs domestiques l'éloge de la différence féminine.

Mais cet éloge prend incontestablement des accents nouveaux. Le retour en force du maternel fait l'objet d'une incroyable surexposition médiatique.

La presse *people* en fait ses délices quotidiens. Stars ou mannequins célèbres donnent le *la*. Des femmes politiques se croient obligées de prendre le relais. Toutes exhibent leurs ventres ou leurs bébés, bref, leur bonheur de maternité sous toutes ses formes.

Une presse moins *people* n'hésite pas à suivre. *The New Observer* (16-22 juin 2005) n'hésite pas à consacrer un dossier alarmant au phénomène des

« interruptions volontaires de carrière » : « On les croyait "libérées", bien décidées à jongler entre les réunions, le portable et les biberons. Et puis, un jour, elles envoient tout balader : indépendance, carrière, salaire pour... rester à la maison s'occuper des enfants. Enquête sur ces jeunes femmes qui choisissent la vie domestique. Au grand dam de leurs aînées, qui crient à la régression. »

À l'aide de quelques exemples, le ton est donné qui tend à valider un constat. Nous assisterions à un tournant historique. Désormais, « leur plus beau rôle, c'est maman », un rôle qui mérite le sacrifice de l'indépendance professionnelle.

Cette rengaine n'a rien de nouveau sinon qu'elle s'inscrit dans un contexte historique qui n'est plus celui des années 1960.

Depuis, les femmes ont acquis les moyens juridiques et techniques de maîtriser leur fécondité. Lorsqu'elles choisissent de mettre au monde des enfants, elles ne subissent plus un destin aveugle. Au contraire, en principe, elles l'assument en toute liberté et peuvent donc revendiquer fièrement un désir autonome, voire une plénitude heureuse. Pourquoi pas ? Si l'on s'en tenait à ce constat, il n'y aurait pas forcément matière à inquiétude. Après tout, les femmes d'aujourd'hui ne feraient que réaliser le rêve de leurs aînées du Planning familial, celui d'une « maternité heureuse ».

Mais, depuis les années 1960, les femmes ont réalisé un autre rêve de leurs aînées : elles ont acquis le droit au savoir et au travail professionnel qui pourrait les conduire à davantage d'autonomie, d'indépendance et de reconnaissance.

Certes, la combinaison de ces acquis n'est pas aisée. La difficile conciliation de la vie professionnelle et familiale reste un problème constant. Mais au nom de quel impératif serait-il devenu nécessaire pour les femmes de renoncer à l'autonomie professionnelle pour s'abandonner aux joies du foyer ?

Cette thèse est aussi dangereuse qu'erronée. Car les femmes n'ont jamais rien eu à gagner à se laisser enfermer dans une identité quelconque, qu'on en fasse une donnée de nature ou une assignation sociale. Parce que, en outre, aucune enquête sérieuse ne permet de ratifier le constat d'un choix délibéré des femmes en faveur du foyer. Bien au contraire, les études sérieuses confirment que les femmes, en France, ont davantage d'enfants et qu'elles n'ont jamais autant investi le marché du travail.

Plus que jamais, la vigilance s'impose. Investies dans la maternité, les femmes accompliraient enfin leur rêve identitaire. À moins qu'elles ne soient soudain en proie au cauchemar ?

Muriel Flis-Trèves s'interroge sans détour : « La nouvelle valorisation du maternel et avec elle la récurrence du primat de la filiation biologique présentent-elles une régression ou un progrès pour l'égalité des sexes ? »

Depuis des siècles, la maternité a servi à définir l'essence de la femme, afin de mieux l'assigner au foyer et, partant, de l'exclure du monde public. Un monde d'action et de responsabilité réservé aux vertus masculines.

Or, lorsqu'on la tient pour positive, la distinction sexuée du privé et du public s'impose, comme allant de soi ou inéluctable. L'expérience des femmes dans le privé domestique ne serait plus une source de domination mais de besoins *différents* qui devraient être inscrits dans l'organisation de la cité[1].

Certaines féministes américaines notamment ont mis l'accent sur la nécessaire « conciliation entre vie

---

1. Eleni Varikas, « "Le personnel est politique", avatars d'une promesse subversive », *Tumultes*, n° 8, 1996.

professionnelle et vie familiale » des femmes. *A priori*, rien là de très grave. Mais, avec cette affirmation banale, elles ne se contentent pas de revendiquer en termes réalistes une amélioration des conditions d'existence des femmes, elles en font une stratégie d'intégration et d'inclusion des femmes dans la cité « en tant que femmes », au nom de principes essentialistes et naturalistes délibérément assumés.

Or, une fois de plus, où trouver l'introuvable « différence femme » mieux que dans la famille ? Cette même famille, qui au cours des siècles aura tant fait pour justifier l'exclusion des femmes, en justifiant les privilèges de la *raison masculine* aux dépens du *sentiment féminin*, remet dorénavant « les points de vue des femmes, en tant que mères, au cœur d'une redéfinition de la communauté ».

Ainsi glorifiée, la maternité permet à la fois de donner la vie et de socialiser les futurs êtres humains. La relation mère-enfant, si peu « volontaire », serait révélatrice des illusions contractualistes de l'égalité. À la place du contrat, le maternage.

La piste mériterait peut-être d'être suivie, malgré le souvenir *ad nauseum* des ornières où elle a mené les femmes d'avant, si elle s'accompagnait, à l'adresse des pères, d'une injonction socialement et ironiquement construite, d'imiter à titre au moins « temporaire » le modèle des mères.

Hélas, ce « point de vue des femmes » est ramené au point de vue de « celles qui donnent la vie » : « Du point de vue de celles qui donnent la vie, tout change. *Nous* donnons la vie et vous pas. C'est une différence radicale et le fait que vous n'avez pas cette capacité peut déformer toute votre vision du monde social. Du point de vue de celles qui donnent la vie, le domaine social, politique, économique, légal culturel et familial doit être organisé, avant tout, pour être accueillant aux enfants. Dans cette perspective, il paraît pathétique que tous ces domaines sont au contraire considérés comme s'ils étaient le produit d'un contrat entre hommes également capables de tuer ou faire du mal les uns aux autres… ayant comme objectif de satisfaire les préférences d'individus conçus comme existant isolés les uns des autres[1]. »

Loin du prétendu refoulement féministe de la maternité, l'heure est donc à sa glorification. Ironie du mouvement de pendule ? Certes, mais à quels frais, à quels risques ?

Les courants du *maternal thinking,* des *ethics of care* et autres formes de féminisme social valorisent la famille et en son sein le rôle des mères, le rôle de mère potentielle qui résumerait l'identité de toute femme. Voici comment les femmes sont mises en demeure de porter leur ventre en avant…

Doit-on se réjouir d'un tel retournement ? Ne faut-il méditer encore les douloureuses leçons de Viriginia Woolf : pour se construire comme « être humain », la femme a besoin d'une « chambre à soi », c'est-à-dire d'une prise de distance avec la famille. Il faut en finir avec l'« ange au foyer ». Faute de quoi, la pensée maternelle ne risque-t-elle pas de constituer « un cas typique de cette résignation » qui consiste à « aimer son destin » faute de pouvoir le changer, cette résignation que la misogynie de Nietzsche dénonçait comme étant *feminini generis*[2] ?

Certes, de nombreuses études féministes ont contribué à déjouer ce piège séculaire. Faut-il pour autant considérer que la cause est entendue et la partie gagnée ? Peut-être pas.

Qu'en pratique, à travers de nombreux témoignages individuels, on repère des comportements fémi-

---

1. Virginia Held, « Feminist morality, transforming culture, society and politics », Chicago et Londres, 1993, cité par Eleni Varikas, *op. cit.*
2. Eleni Varikas, « Le personnel est politique », *op. cit.*, p. 158.

nins de « sollicitude » est une chose. Que des femmes, nombreuses certes, s'en attribuent le mérite n'est pas sociologiquement négligeable. Mais, si des raisons historiques permettent d'expliquer pourquoi ce sont les femmes qui, depuis des siècles, élèvent des enfants et leur prodiguent des soins, pensent et agissent aujourd'hui en termes de sollicitude, rien ne permet de conclure ni que cette éthique est féminine, ni même qu'il serait bon qu'elle le soit. À moins de prendre le risque de vouloir de nouveau les enfermer dans une « morale d'esclaves[1] » ?

Partant de la critique d'une philosophie occidentale indifférente aux questions féminines ou les dévaluant au nom de normes purement masculines, certaines théoriciennes tentent de repenser la philosophie morale en y *réincluant* les femmes en tant que femmes : d'où une éthique de la sollicitude pensée à partir d'expériences propres et liées notamment à la maternité. Outre les nombreux problèmes méthodologiques qu'elle pose, une telle tentative s'avère bien dangereuse. Une fois de plus, le langage de l'ennemi tend ses pièges. On peut s'inquiéter des fondements d'une nouvelle éthique féminine susceptible de supplanter une éthique prétendument universelle et en réalité masculine. Quelle éthique féminine ? Celle du cœur et de la sollicitude ? Tous les cœurs de femmes se valent-ils ? Toutes les femmes seraient-elles « gentilles », « pacifiques » et « dévouées », et toutes devraient-elles l'être ? Ne prend-on pas le risque de distinguer ainsi, au nom de la maternité, le cœur de la tête afin de réserver le cœur aux femmes. Vieille histoire qui leur a déjà coûté assez cher.

Certes, il existe aujourd'hui des exemples significatifs de femmes intériorisant cette *doxa* maternaliste et délaissant leur carrière au profit du foyer. Muriel

---

1. *Cf.* sur ces questions Alison M. Jagguar, *in* Monique Canto, *Dictionnaire d'éthique et de philosophie morale*, PUF, 1996.

Flis-Trèves a raison de mettre au jour les non-dits de cette situation et de s'inquiéter des dégâts provoqués par ce nouveau « diktat de maternité ». Que des femmes aujourd'hui soient prêtes à prendre un tel risque ou à le minimiser n'est pas un fait négligeable. Il importe de rappeler ce que ce geste et ce discours supposent d'amnésie.

Mais comment ne pas dénoncer aussi dans cette « bébé attitude » l'aveu d'un échec ? Non pas un échec individuel, mais un échec social. Aucun demandeur d'emploi ne confondant chômage et vacances, pourquoi chanter qu'une femme s'assigne à son naturel épanouissement dès qu'elle ne demande plus d'emploi ?

Mais ces exemples ne valent pas enquête. Bien au contraire, les travaux les plus récents des spécialistes aboutissent au constat inverse.

Comme le démontre Margaret Maruani (*Femmes, genres et société, l'état des savoirs*, La Découverte, 2005), aucune enquête sérieuse ne fonde la douce chanson de la « bébé attitude ». Au contraire. Car jamais en France les femmes n'ont aussi massivement investi le marché du travail. Alors même qu'elles font de plus en plus d'enfants.

La féminisation du salariat s'est imposée en l'espace de quarante ans. Les femmes représentent désormais plus de la moitié du monde du travail. La France se situe au-dessus de la moyenne européenne, hormis les pays scandinaves.

Rien n'a arrêté cette croissance, « ni la pénurie d'emplois, ni la baisse de la croissance, ni l'apparition d'un chômage massif et structurel ».

Rien, pas même l'arrivée d'un enfant. Lorsqu'elles ont des enfants, en France, les femmes ne s'arrêtent plus de travailler comme c'était encore le cas il y a quarante ans. La maternité ne les écarte donc plus du marché du travail : « Les taux d'activité des femmes ayant un enfant, deux enfants ou pas d'enfant sont, aujourd'hui, quasiment identiques. »

Bref, désormais, entre emploi et maternité, elles choisissent le cumul.

Nul doute, toutefois, que les discriminations entre les sexes subsistent ou parfois se renforcent, en termes non seulement d'inégalités de salaires, mais de précarité et de chômage.

Cette minoration de leur statut peut donc les conduire « à développer un rapport négatif au travail professionnel alors même que leur rapport à l'emploi reste positif ». D'où les limites de « l'effet libérateur du salariat ». Car, si le fait d'accéder au salariat représente une autonomie, en revanche l'égalité entre les sexes continue à piétiner et à stagner. C'est donc ici que se situe le lieu du combat.

Peu à peu, tous les arguments justifiant ces inégalités se sont émoussés. La conquête féminine des savoirs et des qualifications notamment, dans la mesure où le niveau scolaire et universitaire des femmes est, aujourd'hui, en France, supérieur à celui des hommes.

Certes, des progrès sont sensibles, mais ils sont lents et réversibles. Il reste intolérable que les femmes occupent massivement les places à temps partiel qui ne font que rendre plus délicate la gestion du travail familial. Intolérable aussi que les salaires inférieurs au SMIC ou précaires leur soient encore massivement réservés. Intolérable que le chômage soit considéré comme moins grave pour elles que pour les hommes. Intolérable que les femmes qui acceptent de bénéficier de l'allocation parentale d'éducation parce que son taux est égal ou supérieur à leur salaire aient ensuite tant de mal à retrouver un emploi...

Qu'il faille rester attentif aux méfaits de l'idéologie familialiste, Margaret Maruani ne le nie pas. Mais elle nous aide aussi à dénoncer une organisation sociale du travail qui, à l'aide de politiques publiques « scélérates » ou insuffisantes, produit en elle-même les inégalités entre les sexes. Quitte à en renforcer le déploiement dans la famille.

Reste que cette idéologie familialiste, pour pervers que soient les effets qu'elle induit en termes d'égalité, n'a pas réussi à renvoyer les femmes au foyer.

En France, les femmes qui travaillent ne sont pas moins mères, ni pires ni meilleures. Elles sont des mères comme les autres, mais elles travaillent...

Évelyne PISIER

LE VENTRE DE NOS FILLES

La question de la maternité ne s'arrête pas aux désirs ou non-désirs de maternité des jeunes femmes. Les rêves des cinquantenaires et plus tournent aussi autour de ces questions. Il ne s'agit plus alors de leurs ventres, mais de ceux de leurs filles. Lors d'une rencontre entre amis, une femme âgée d'environ 60 ans présente sa fille. Entre les deux femmes, il existe une forte ressemblance, et l'on sent une grande connivence. Dans un geste tendre, la mère caresse le ventre rebondi de sa fille en disant : « Je vous présente mon petit-fils. »

La « bébé attitude[1] » s'étend jusqu'aux grand-mères, ces nouvelles venues dans la famille. Certes, la grand-maternité est une position parentale transculturelle qui distingue les humain(e)s des grand(e)s primat(e)s qui meurent lorsque leur fonction reproductrice est achevée. Et pourtant, aujourd'hui, une nouvelle figure émerge : celle des « nouveaux » grands-parents, et notamment de la nouvelle grand-mère dont le statut n'est plus associé à la vieillesse. Dans la génération du

---

1. *Cf.* Muriel Flis-Trèves, *Bébé attitude*, Plon, 2005.

baby-boom (enfants nés entre 1945 et 1948) qui atteint désormais l'âge de la retraite, les femmes qui ont été grand-mères à 52 ans en moyenne ne sont pas identifiées ni au troisième âge ni, encore moins, au quatrième âge dépendant. La grand-parentalité se détache de la figure de la fragilité, de la décrépitude et de la mort prochaine qui était son apanage au XIXe siècle. Ces femmes ont bénéficié de toutes les conquêtes médicales, éducatives, liées au marché du travail : elles entretiennent leur corps, elles font du sport, bref, elles résistent à la vieillesse, « à la pesante graisse et au muscle avachi » que chantait Juliette Gréco. En un mot, les nouvelles grand-mères sont encore jeunes.

La nouvelle du futur du ventre arrondi de leur fille...

Cette nouvelle est accueillie pour la plupart avec joie et émotion. Toute mère porte en soi un petit-enfant en gestation. Il s'agit d'un petit-enfant rêvé, par lequel se projeter dans un avenir lointain. Mais les enfants ne viennent plus comme autrefois, dans la mesure où ils sont programmés, où leur venue est retardée pour que la jeune femme ait pu finir ses études, commencer sa carrière professionnelle. Nombre de quinquagénaires se plaignent ainsi que leur fille ne se « reproduise » pas. La maternité, la grossesse sont valorisées par les jeunes femmes ; elles le sont aussi par leurs mères, sous certaines conditions. Avoir encore des enfants à domicile, vivre difficilement sa ménopause, connaître des problèmes conjugaux ou professionnels ne prédispose pas favorablement à l'accueil de la nouvelle. « L'annonce faite à maman est un véritable test concernant les relations mère-fille : cristallisation, voire résurgence brutale de problèmes déjà existants, ou bien découverte ou confirmation qu'un travail s'est effectué, au prix de renoncements multiples à une toute-puissance réelle ou supposée[1]. » Dans la grande majorité des cas, c'est donc une nouvelle espérée, depuis qu'il y avait un mari ou un compagnon qui semblait stable : on va enfin pouvoir inscrire le « Jules » de sa fille dans l'arbre généalogique. L'enfant fait la famille. La filiation, même détachée de tout l'aspect patrimonial qui lui donnait mauvaise réputation, s'accomplit pleinement. Une véritable révolution se produit au long des générations dans les places occupées par les uns et les autres. Devenir grand-mère, c'est accepter de descendre une des marches de ces degrés des âges qui conduisent à ce qui sera notre destin commun. Mais, pour l'heure, pour autant que la relation mère-fille a été bonne, le moment apparaît comme celui d'un renouveau, d'une étape de la vie enrichie par la venue du bébé si désiré, et parfois obtenu si difficilement. L'annonce du petit-enfant ne donne d'ailleurs pas nécessairement un coup de vieux à la future aïeule, si elle a su conserver son dynamisme. Après tout, un nombre croissant de jeunes femmes ne deviennent enceintes qu'après la trentaine, la figure de la très jeune mère disparaît de nos sociétés ; entre une mère de 36 ans, voire 42 puisque l'âge de la fécondité s'étire, et une grand-mère de 46 ou 50 ans, la différence physique liée au vieillissement peut être mince. Il arrive donc qu'on puisse prendre la grand-mère pour la mère, rendant ainsi hommage à la jeunesse de la silhouette qu'elle a su conserver.

Devenir grand-mère est un accomplissement, un prolongement de soi, à travers le ventre de sa fille. La grossesse tant désirée de sa fille est d'abord un rêve, puis une sorte de présomption, et soudain une confirmation qui est donnée juste après que la future

---

1. *Cf.* le paragraphe « L'annonce faite à maman », *in* Caroline Éliacheff et Nathalie Heinich, *Mères-filles, une relation à trois*, Albin Michel, 2002, p. 322-323.

maman a informé son mari-compagnon. Dans la plupart des cas, la fille préviendra sa mère avant ses propres amies, et l'anxiété concernant le bon déroulement du début de la grossesse sera partagée par le couple tendrement reformé mère-fille. Sans mots, peut-être, mais à coups de regards.

Les nouvelles rêveuses quinquagénaires

Les grands-parents ont longtemps été les grands oubliés de la sociologie de la famille[1]. La psychologie s'intéressait au rôle de leur imaginaire ; l'anthropologie, dans le cadre des recherches sur la parenté, avait montré l'importance, dans nombre de cultures, des liens entre générations alternes. La sociologie de la famille contemporaine ne s'intéressait qu'au couple et à ses avatars ; les grands-parents étaient aussi trop « jeunes » pour concerner la gérontologie qui ne voyait la vieillesse ou le troisième âge qu'à travers le prisme économique du coût de la personne dépendante. Quant aux féministes – si l'on en juge par exemple par les récents ouvrages collectifs qui analysent la place des femmes et dénoncent les inégalités dont elles sont victimes –, elles ne disent mot de la femme âgée, absente de tous les débats. Enfin, les gynécologues ont longtemps considéré que la femme ménopausée n'avait plus de raison de franchir les portes de leur cabinet[2]. La société semble souvent ne s'intéresser aux femmes que jusqu'à l'âge de 50 ans, comme si tout était alors résolu ou révolu. Or il leur faut vivre encore trente années.

---

1. *Cf.* notre enquête publiée dans Claudine Attias-Donfut et Martine Segalen, *Grands-Parents. La famille à travers les générations,* Odile Jacob, 1998.
2. Voir un contre-exemple avec Michèle Lachowsky, *Un temps pour les femmes*, Odile Jacob, 2005.

L'allongement de la vie dont la rapidité n'avait pas été prévue, l'amélioration constante des conditions de vie et de soins médicaux ou de prévention ont fait émerger cette nouvelle figure grand-parentale qui concerne, en France, tous âges confondus, 12,4 millions de personnes. Les nouveaux grands-parents n'habitent plus vraiment la figure des aïeux « gâteau », même si leur rôle auprès des tout-petits est un rôle plutôt ludique qu'éducatif. À la grand-mère à boucles blanches tricotant dans son rocking-chair s'est substituée la grand-mère en jeans, prête à conduire son jeune petit-enfant sur les pistes de ski.

En dépit de la jeunesse réelle, fantasmée ou désirée, le passage à la grand-maternité ouvre toutefois une crise que les psychanalystes ont analysée comme une désillusion ; les femmes réalisent qu'elles doivent faire le deuil de leur capacité de fécondité ; elles réalisent qu'entre elles, leur fille et le futur enfant il existe une tierce personne – le père. La diversité sociologique des positions grand-parentales, entre l'engagement à fond et la distance, s'explique par le rapport au temps qu'entretiennent les femmes. Si elles acceptent leur vieillissement, si elles considèrent que la grossesse de leur fille est comme une maternité en second, si elles refrènent leur désir de captation d'enfant, alors, cet enfant rêvé, qu'on espère ne pas voir arriver trop tard pour l'emmener en montagne ou faire avec lui de la plongée sous-marine, deviendra un enfant réel, auprès duquel ils et elles pourront prendre leur juste place, en respectant la « bonne distance ». Aujourd'hui, le modèle de la grand-mère intrusive n'est plus accepté ; l'enfant est d'abord et avant tout celui de ses parents, et ce sont eux qui ouvriront ce petit « cercle de famille » qui n'est autorisé à « applaudir à grands cris » que pour autant qu'on l'appelle autour du berceau.

Nommer la grand-mère

Lorsque s'annonce le premier petit-enfant surgissent immédiatement deux questions pour les futurs grands-parents : comment va-t-il ou va-t-elle s'appeler ? Comment va-t-il ou va-t-elle m'appeler[1] ? Autrefois, dans la France rurale de tradition catholique, il n'y avait pas de surprise, l'enfant portait le prénom de son grand-père ou de sa grand-mère, qui étaient ses parrain et marraine, au point qu'on parlait de la fonction de parrainage comme de « donner le nom ». Aujourd'hui, les parents choisissent les prénoms à la mode, même s'ils développent tous leurs efforts pour y échapper. Certains couples s'ouvrent à leurs parents des listes possibles que ceux-ci peuvent commenter ; d'autres, au contraire, vont en garder le secret. Il faut moins y voir un signe de mésentente entre générations que le souhait des parents de se constituer en couple et d'édifier un barrage, estimant que le moment de la naissance leur appartient et non justement au « cercle de famille ». Participe de cette même attitude ouverture-fermeture du couple la séance d'échographie, à laquelle on peut convier sa mère, ou qu'on réserve au père seul.

Rêver le petit-enfant, c'est aussi pour les grands-parents s'inquiéter du terme d'appellation qui va s'inventer. Pas question d'ôter à celle qui va devenir arrière-grand-mère le terme de Mémé ou Mamie qui l'a accompagnée pendant de nombreuses années. La situation est nouvelle : jusque dans les années 1960, les générations se succédaient de sorte que la nais-

---

1. « Papyvelo et Mamita : nommer les grands-parents, un casse-tête », *in* Claudine Attias-Donfut et Martine Segalen (sous la direction de), *Le Siècle des grands-parents. Une génération phare, ici et ailleurs*, Autrement, coll. « Mutatins », n° 210, 2001, p. 75-99.

sance de l'arrière-petit-enfant suivait ou précédait de peu la mort du bisaïeul qui pouvait ainsi céder sa place dans la chaîne des générations avec son titre. Aujourd'hui, la coprésence de la quatrième génération contraint la troisième à manifester ses choix.

Lorsque l'enfant s'annonce, certains futurs aïeux déclarent sans ambages refuser toute appellation qui va « leur donner un coup de vieux », et disent se contenter de leur prénom. D'autres réfléchissent avec leurs enfants, parfois la future grand-mère propose, parfois c'est la première fille qui met au monde un enfant qui va élaborer une appellation codée. Certains grands-parents vont se bercer de l'illusion que ce sont les petits-enfants qui les ont nommés, en déformant les termes suggérés par leur babil enfantin. Les grands-parents d'aujourd'hui participent donc de ce nouveau rapport à l'enfant, traité dès son plus jeune âge comme une personne que l'on consulte. Et c'est le monde à l'envers : au lieu que ce soient les aïeux qui donnent le nom, c'est le petit-enfant qui nomme, instaurant le grand-parent dans son nouveau statut social.

Ces noms de fantaisie que l'on voit fleurir autour de nous et dont tout un chacun connaît des exemples respectent un petit nombre de règles : il faut qu'ils aient un préfixe qui les rattache à un terme de parenté (Papy et Mamy avec tous les suffixes possibles) ; ils ont souvent une consonance nourricière (Manou par exemple) ; ils se constituent en couple (Bernard et Martine seront Pabé et Matie ; Daddy et Dany, etc.).

Le temps de la grossesse ne met pas fin au *suspense* ; il faudra attendre l'âge de la parole du petit-enfant qui achèvera de situer le grand-parent dans son univers générationnel.

Le ventre des belles-filles

Le ventre des belles-filles est de façon certaine plus lointain ; les futurs grands-parents paternels sont tenus à l'écart des petits maux de la grossesse que la mère de sa fille suit au quotidien lorsque la relation est bonne ; la grossesse n'est souvent annoncée qu'au bout des trois mois qui en garantissent la bonne fin, alors que la mère de la fille, elle, est informée très tôt. L'auteur de ces lignes a participé à un dîner d'anniversaire d'un couple qui fêtait ses quarante ans de mariage ; un diaporama scandait les étapes de leur vie commune, depuis leur jeunesse, leur rencontre, le mariage, la vie de leurs enfants, pour s'achever sur la reproduction d'un cliché d'échographie qui leur annonçait qu'ils allaient être grands-parents dans six mois. Espérant avec impatience cette annonce, ils furent bouleversés d'avoir à partager cette nouvelle avec tous leurs amis, comme si leur fils et sa compagne avaient refusé de leur accorder la prérogative parentale d'être les premiers à être informés.

Le rêve grand-maternel de l'enfant du fils est plus flou ; il s'entoure d'interrogations sur la place que la belle-fille voudra bien laisser auprès du nouveau-né. L'enfant se manifeste davantage dans sa réalité, à la naissance, alors que les grands-parents paternels se trouvent d'ailleurs en troisième place, derrière l'époux-compagnon et les parents de la mère. Ce n'est pas pour autant que les relations seront moins bonnes avec le bébé réel, d'ailleurs.

Martine SEGALEN

LA MATERNITÉ,
L'ÉCRITURE ET LA VIE

Peu (ou presque pas) d'écrivains ont écrit sur l'expérience de la maternité. Pourtant, c'est un des grands événements de la vie, sur lesquels l'écriture devrait pouvoir se pencher. Pourquoi fait-on un enfant, qu'est-ce qui se joue pour la femme, pour le couple, dans l'événement de la naissance de l'enfant ? Tout cela reste opaque et difficile, empreint de tabou et de mystère. Pendant longtemps, ce sont les hommes qui ont écrit. Ensuite, avec l'avènement des femmes à la littérature est survenu le féminisme, qui a bien souvent rejeté l'expérience de la maternité. Écrire sur la maternité est une expérience paradoxale. Qui exige une mise en abîme : écrire sur la création, c'est un peu écrire sur l'écriture. Mais la maternité est une telle expérience de création qu'elle dépasse l'écriture, qu'elle l'enveloppe et la surplombe. Ensuite, un phénomène étrange se produit : on oublie très vite. Maintenant, quand j'y pense, j'y pense comme à un temps merveilleux, glorieux et doux alors que, rationnellement, je sais que ce n'était pas le cas. Intuitivement, et parce que j'en avais besoin pour mettre à distance l'énormité de ce qui était en train de se produire, j'ai procédé ainsi : j'ai écrit sur la maternité en la vivant, au jour le jour. Je me suis prise comme document. Je vivais l'événement et j'écrivais. C'est la seule chose, je pense, qui m'ait permis de garder une trace. Certains scientifiques disent qu'il y aurait un programme neurologique qui efface la mémoire de l'enfantement, pour pouvoir recommencer, pour que l'humanité recommence à se reproduire. Aujourd'hui en effet, j'essaie de rassembler les éléments, mais je n'y arrive pas. Je ne me souviens plus de rien. Je reprends mes notes et alors j'y parviens, mais cela me semble lointain, comme si c'était arrivé à une autre. Cela reste nimbé de mystère ; c'est une chose indicible. Par l'écriture, je tente de lever le voile sur ce tabou. « Tu accoucheras dans la douleur », nous dit la Genèse. Et, pourtant, il semble qu'aujourd'hui tout est fait pour nous faire croire le contraire. Les images d'Épinal abondent, le délicieux chérubin entouré de rose et du sourire de ses parents vient se montrer dans toutes les photos. Les mères actives, les actrices, icônes de notre société, promènent leurs enfants dans leur poussette, le sourire aux lèvres. Dans notre génération post-féministe, il y a un retour de la maternité, souvent glorifiée, mise à la mode. Le bébé est un accessoire beauté. Mais, en vérité, la société ne fait rien pour le bébé. Au contraire, elle fait tout pour nous faire croire au mensonge de la maternité épanouissante, mais elle ne fait rien pour faciliter toutes les apories qui se soulèvent aux femmes d'aujourd'hui : celles du post-féminisme, qui n'ont pas pour vocation d'avoir ou d'élever des enfants. Et qui se retrouvent, soudain, à l'inverse de tout ce qu'on leur demande d'être : actives, travaillant, minces, fermes, sportives. Il faut accoucher et se relever aussitôt comme si de rien n'était, alors que c'est toute la vie qui vient d'être bouleversée, définitivement changée. Personne ne prévient du changement, de la révolution que la maternité est pour une femme : dans sa vie, dans son couple, dans son corps. Un voile pudique est posé sur tout cela. Les couples finissent par se séparer, et souvent, lorsqu'on demande pourquoi ils divorcent, ils répondent : « C'est après la naissance de notre enfant. » Ils n'osent pas dire : « C'est à cause de la naissance de notre enfant. » Il faudrait témoigner de cela, de ce bouleversement grandiose et inquiétant de la maternité pour repenser le rapport au couple sous un autre angle, loin de celui de l'enfant roi qui soumet toute la maison à sa volonté. Repenser le romantisme qui n'admet pas l'existence de l'enfant et qui est notre seul modèle encore en Occident pour penser l'amour. Aucun modèle ne permet d'imaginer la famille heureuse. Aucun modèle n'est là pour penser la famille moderne.

Dans ce domaine, tout reste à inventer, à dire. Le bébé dans notre société : une force subversive qui remet tout en question, qui pose question, et qui va à l'encontre de tout ce que la société nous donne, nous enseigne. La société nous enseigne l'individualisme, le bébé nous force à être responsable de lui, la société nous inculque la démocratie, le bébé est un despote qui réduit ses parents à sa merci, la société nous enseigne l'amour-passion, le romantisme, le bébé est une force matérielle et sauvage qui nous met en face de notre condition d'homme et d'animal. Le corps aussi subit une révolution. On nous dit le tenir droit, fin, opaque, innocent et surtout lisse, et, d'un coup, tout s'effondre. Il est mou, énorme, se couvre de stries en plein désaccord avec la société qui le réprouve tout en l'exaltant. On nous dit : travaillez, toute la journée, gagnez de l'argent, c'est la clef de votre liberté, et, soudain, je ne peux plus travailler, plus rien faire, j'apprends à ne rien faire, et je culpabilise à cause de la dictature sociale du travail. Le temps de la liberté et de la jeunesse, valeurs fondamentales de notre société, est révolu. L'idéalisme, l'insouciance font place à la responsabilité. Le temps de l'amour également. Le bébé est le troisième élément qui remet en cause le couple. En effet, il y a cette idée de l'enfant roi, initiée par les psychologues de l'enfance. Rousseau, puis Freud, Winnicott, Bruner, Dolto... Cette idée que tout se joue avant trois ans, que le bébé est une personne, induit une attention extrême à chacun de ses mouvements. Mais, si on cessait de dire que le bébé est une personne et qu'on s'intéressait plutôt au couple, le bébé s'en porterait peut-être mieux car il pourrait vivre avec son père et sa mère, et non en couple avec l'un des deux seulement. On a inventé le bébé en faisant croire qu'il avait une place dans la société, mais, en vérité, il n'a pas encore trouvé sa place. Il reste un élément perturbateur que l'on cache sous des habits chics et des sourires pudiques.

Écrire, donc, sur l'expérience de la maternité : ce que personne n'a jamais écrit, parce que les écrivains sont en général des hommes, et parce que les femmes oublient, ou n'ont pas d'enfant ; et, même si elles ont un enfant, elles le taisent comme une sagesse secrète, trop intime pour être révélée, alors elles ne disent pas ce qu'est donner la vie. Écrire, une fois de plus, pour dire l'indicible. Aujourd'hui, l'enfant est peut-être l'un des derniers tabous de notre société.

Éliette ABÉCASSIS

« MON CACTUS ROSE VA FLEURIR »,
OU LA MATERNITÉ RÉINVENTÉE
CHEZ COLETTE ET SIMONE DE BEAUVOIR

Difficile d'être plus différentes... Et pourtant ces deux femmes incarnent les deux figures féminines les plus célèbres de la littérature française du XXe siècle. Tout a été dit sur elles, ou presque. Correspondance, autobiographies, romans plus ou moins autofictionnels, mémoires, témoignages, nous les rendent familières, presque proches. Elles ont constitué un miroir pour des milliers de femmes qui se sont identifiées à l'une ou à l'autre, parfois aux deux. Elles ont choqué leurs contemporains, les ont scandalisés et fascinés par leur liberté. L'une a dansé nue sur scène, affiché ses amours bisexuelles, l'autre a rejeté les rôles traditionnels de la femme en s'affirmant comme un sujet libre.

Nous savons désormais qu'au-delà du mythe la réalité est toujours plus complexe, ambiguë, que ce qui se donne à voir. Qu'il s'agisse de Colette ou de Simone de Beauvoir, les « secrets de la chair[1] » pour reprendre le titre d'une biographie consacrée à la première, ou

______

1. Judith Thurman, *Secrets de la chair, une vie de Colette*, Calmann-Lévy, 2002.

ceux du cœur, ne coïncident pas toujours avec les versions officielles. Et c'est tant mieux. L'écriture est un prisme parfois trompeur. Il m'a paru d'autant plus intéressant de tenter de saisir ce que l'une et l'autre ont pu dire et écrire sur leur mère, et de le comparer à ce que nous pouvons savoir de la réalité.

Pourquoi elles et pourquoi la maternité ? Parce que l'une et l'autre ont adopté des positions extrêmes sur ce sujet : Colette, en faisant de sa mère une figure centrale et sourcière de son œuvre de la maturité, Beauvoir, en refusant à la maternité le rôle majeur pour les femmes qu'on lui prêtait jusqu'alors. Qui étaient Sidonie Colette et Françoise de Beauvoir ? Quelle image leurs filles nous ont-elles donnée de leurs mères, quel rôle l'écriture a-t-elle joué dans cette image ?

> « *Monsieur,*
> *Vous me demandez de venir passer une huitaine de jours chez vous, c'est-à-dire auprès de ma fille que j'adore. Vous qui vivez auprès d'elle, vous savez combien je la vois rarement, combien sa présence m'enchante, et je suis touchée que vous m'invitiez à venir la voir. Pourtant je n'accepterai pas votre aimable invitation, du moins pas maintenant. Voici pourquoi : mon cactus rose va probablement fleurir. C'est une plante très rare, que l'on m'a donnée, et qui, m'a-t-on dit, ne fleurit que tous les quatre ans. Or, je suis déjà une très vieille femme, et si je m'absentais pendant que mon cactus rose va fleurir, je suis certaine de ne pas le voir refleurir une autre fois... »*

Cette lettre qui constitue l'incipit de *La Naissance du jour*, l'un des plus beaux romans de Colette, confie d'emblée à Sido une fonction héroïque : sacrifier ce qu'elle aime le plus au monde – sa fille – à « une promesse de fleur », autrement dit à l'espoir de saisir la vie dans son éclosion, à quelques mois de sa propre mort. « Puissé-je ne jamais oublier, ajoute l'auteur, que je suis la fille d'une telle femme qui ne cessa elle-même d'éclore, infatigablement, pendant trois quarts de siècle. »

Quand Colette écrit *La Naissance du jour* en 1928, sa mère est morte depuis seize ans. En la plaçant symboliquement au seuil de ce livre qui marque sa propre entrée dans la maturité, sinon dans la vieillesse, Colette lui confie le rôle tutélaire d'une Cérès qui l'introduit dans le royaume du renoncement. Renoncement en apparence encore impossible à l'amour et aux battements du cœur, à la vie qui éclot et palpite, mais renoncement à venir, déjà pressenti.

Sido, sous la plume de sa fille, est à vrai dire déjà entrée en littérature, elle a marqué le premier livre signé Colette Willy, *La Maison de Claudine*, écrit dix ans après sa mort. Elle est devenue un personnage, « le personnage principal de toute ma vie », écrira Colette dans son *Journal à rebours*.

Un personnage ? On ne saurait mieux dire quand on lit la version originale de cette lettre de Sido à son gendre Henri de Jouvenel :

> *« Monsieur de Jouvenel,*
>
> *Votre invitation si gracieusement faite me décide à l'accepter pour bien des raisons, parmi ces raisons il en est une à laquelle je ne résiste jamais : voir le cher visage de ma fille, entendre sa voix. Enfin, vous connaître et juger, autant que cela est possible, qu'elle ait jeté avec autant d'enthousiasme son bonnet par-dessus les moulins pour vous. Mais j'abandonne pour quelques jours des êtres qui n'ont que moi sur qui compter : la Mine qui m'a donné toute sa confiance et sa tendresse, un Seduna qui est près de fleurir et qui est magnifique ; un Gloxinia dont le calice largement ouvert me laisse à loisir surveiller la fécondation.*
>
> *Tout cela va souffrir sans moi mais ma bru me promet de veiller. Elle le fera certainement, trop contente d'être débarrassée de sa belle-mère pour quelques jours.*

> *Donc, à bientôt, je pense, mais dites à Gabri que j'attends qu'elle m'écrive. Vous savez qui est Gabri ? C'est bien pire : elle s'appelle Gabrielle. Le saviez-vous ?*
> *Je m'appelle bien*
> *Sidonie Colette. »*

Non, la « vraie » Sido n'a pas renoncé à son voyage à Paris pour voir sa fille, son amour maternel (ou sa curiosité ?) s'est avéré plus fort que son amour pour la nature. Notons au passage qu'il n'est pas exempt d'humour, voire d'une certaine rosserie, comme le montre la petite leçon sur les noms propres. Elle se fait peut-être appeler Colette, la Gabri, mais la vraie Colette, jusqu'à nouvel ordre, c'est moi, Sidonie. Si la version romanesque est plus poétique, bien dans la note du panthéisme hédoniste de Colette, la vraie lettre est d'une liberté de pensée et de parole sans commune mesure.

Toujours est-il que Sidonie avait bien l'intention de quitter cactus rose et chatte pour venir voir sa fille[1]...

Car la grande prêtresse de la nature, la provinciale en tablier de satinette bleue chargée d'un sécateur et d'un arrosoir est avant tout, peut-être, une mère, une mère qui comme beaucoup d'autres – j'allais écrire toutes ! – se désole de ne pas voir assez sa fille chérie, et mêle dans ses lettres reproches et inquiétudes. La Sido omnisciente et toute-puissante, qui sait la vie et dont la sagesse sert de guide à sa fille, est aussi une vieille femme qui se sent délaissée par elle. Et la métamorphose que lui fait subir Colette n'est que l'autre face de la perte.

« Colette a donc effacé le besoin qu'avait la mère de voir sa fille, une fille qui se dérobait et ne venait guère à Châtillon : elle effaçait ainsi tout sentiment

---

1. Elle ne put, finalement, se rendre à Paris, pour des raisons de santé.

de culpabilité, dans une simplicité imaginairement recréée de leurs rapports qui laisse libre champ à l'évocation d'une Sido tout entière livrée à la contemplation des multiples splendeurs du monde[1]. »

Cette mère aimante qui ne ratait aucun article sur sa fille, qui la suivait de loin pendant ses tournées ou ses amours, qui tremblait pour elle ou se réjouissait, qui avec bon sens et perspicacité l'estimait meilleure écrivain qu'artiste de spectacle, qui s'offusquait moins de la présence protectrice de la marquise de Morny à ses côtés que de son indulgence pour les liaisons de ses maris, il faut bien avouer qu'elle a souffert des trop rares visites de sa Gabri. Non que sa fille ne pense pas à elle : elle lui envoie des cadeaux, chocolats, thé, herbes aromatiques, douceurs de chez Hédiard et autres tributs... Mais se rendre à Châtillon où sa mère vit depuis leur ruine près de son fils aîné et préféré, son cher grand, Achille, le médecin, non ça, elle ne le peut pas. Ou bien très rarement, et en coup de vent. Cette mère « qui voit à travers les murailles », d'une perspicacité redoutable, Colette n'aura pas trop de toute son opacité pour lui échapper. Qu'il est difficile d'échapper à une mère qui vous dit « toi, c'est moi »...

« Tu me caches déjà tant de choses de ta vie, même de gros événements », remarque Sido, lucide.

Gabri évite-t-elle de mentionner son divorce ?

> *« Minet chéri,*
> *Tu es fâchée contre ta maman ? Ce n'est pas possible et je ne veux pas.*
> *L'annonce de votre divorce a paru dans* Le Temps.
> *Cela ne m'apprend rien et je ne le regrette pas autrement, mais je crains que tu ne te trouves dans des embarras d'argent[2]. »*

---

1. Michel Mercier, préface à *La Naissance du jour*, Bibliothèque de la Pléiade, NRF, 1992.
2. Colette, *Sido*, Lettres à sa fille, p. 65, Des femmes, 1984.

Comment, en effet, faire illusion devant une mère qu'on admire et qui lit en vous ?

La plainte maternelle se teinte parfois de déception :

> « *Minet chéri,*
> *Tu ne m'écris pas, je ne peux pas durer comme ça. Tu manques de confiance en moi, en nous pourrais-je dire*[1].
> *Ne reste pas longtemps sans m'écrire puisque je te vois si rarement : je suis si vieille, mon toutou*[2]. »

Ou bien, quelque temps avant sa mort :

> « *Non, vrai, je ne te vois pas assez souvent pour ce qu'il me reste à vivre. Vois comme monsieur de Jouvenel est mieux partagé que moi. Et cependant, il n'a eu qu'à paraître*[3]. »

Il faut savoir résister à une mère dont les appels savent se faire déchirants :

> « *Minet, je suis bien triste et si je ne te vois plus j'aime autant mourir*[4]. »

Fille indigne, Colette ? Certes pas. Jamais, ou presque, elle n'oublie, même quand elle se trouve dans les pires difficultés financières, les cent francs de sa part de l'entretien maternel. Elle lui écrit souvent. Mais pas assez. Car rien ne saurait combler le vide que laisse cette fille adorée, trésor chéri, bijou tout en or, toutou blanc qui réussit si bien ce que la mère aurait souhaité être, se sentait être : une femme libre. Sido ne va-t-elle pas jusqu'à préconiser l'union libre à sa fille aînée Juliette ? Sans relâche, elle encourage sa

---

1. *Ibid.*, p. 67.
2. *Ibid.*, p. 88.
3. *Ibid.*, p. 502.
4. *Ibid.*, p. 435.

fille cadette, lui rappelle qu'elle est d'abord un écrivain, et que ni le théâtre ni le journalisme ne doivent la détourner de son œuvre. Mère lucide, jamais dupe, possessive, inquiète et si franche... Si les lettres de Colette à sa mère ont disparu, probablement détruites par Achille au lendemain de la mort de Sido, des centaines de cartes postales subsistent, qu'elle griffonne au cours de ses tournées chaque fois qu'elle arrive dans un hôtel. Messages laconiques, descriptions de la vie d'artiste, faits bruts que sa mère a appris à décrypter, dépistant une tristesse ou une déception quand la fille croit n'avoir noté que des banalités.

La petite dame provinciale qui soigne son mari, ses enfants et son jardin, et vole au secours des plus pauvres malgré son propre dénuement n'a jamais désiré avoir des enfants – c'est elle qui le dit – et a gardé la nostalgie de la vie bohème et intellectuelle qu'elle a menée à Bruxelles avec ses frères journalistes avant son mariage. Une première union malheureuse avec un ivrogne dont elle saura se défendre avec vigueur quand il essaiera de lever la main sur elle, une liaison avec le capitaine Colette avant de convoler, une fois veuve, en justes noces. Quels sont ses rêves, ses aspirations, ses regrets ?

« Vous me connaissez si peu, tant que vous êtes ! », soupire-t-elle. Connaît-on jamais sa mère ?

Cette mère, incarnation de la sagesse et de la liberté de pensée, nous la voyons au fil des lettres se ronger d'inquiétude pour sa fille, tenter de faire bonne figure devant son fils préféré, si charmant et protecteur avec elle – il mourra d'un cancer un an après elle –, et s'accommoder d'une situation financière rendue désastreuse par la gestion hasardeuse de son mari. Elle avoue aimer le luxe, elle a vécu dans l'aisance, citadine d'origine, elle aime les rencontres, les fêtes, les discussions littéraires et même le cristal et la porcelaine. Cette femme raffinée et aimante a subi les revers de fortune, la vente publique de ses biens, le suicide de sa fille aînée, les accès de dépression du plus jeune, les frasques de sa benjamine. Certes, ses lettres donnent des nouvelles de leurs connaissances communes, elles se font chronique familiale (parfois mesquine ou jalouse quand il s'agit de sa belle-fille Jeanne) ou villageoise, mais, surtout, elles suivent avec fièvre les déplacement de Minet chéri, à l'affût de la moindre nouvelle du moindre signe de sa part. Écris-moi, écris-moi, écris-moi, ce seront ses derniers mots.

Et Colette ? « *Je dis seulement sans mentir que je pars pour Châtillon où ma sainte mère est insupportable, non qu'elle soit plus gravement malade, mais elle a une crise de "je veux voir ma fille. Sidi m'accorde trois jours au maximum"* », écrit-elle à son ami Léon Hamel le 26 août 1912. Elle reste là-bas deux jours. Même désinvolture – égoïsme, inconscience ou pudeur ? – dans une lettre à une amie : « *Maman n'est pas épatante, mais elle peut durer encore, et c'est tout ce qu'on lui demande.* »

Malgré les appels désespérés de son frère Achille qui annonce sa venue à leur mère, elle ne reviendra pas à Châtillon. Il ne lui pardonnera jamais.

Un mois plus tard, elle écrit au même Léon Hamel :

> « *Maman est morte avant-hier. Je ne veux pas aller à l'enterrement. Je ne le dis à personne et je ne porte aucun deuil extérieur. En ce moment ça va assez bien… Mon frère là-bas va être malheureux.* »

On comprend mieux alors la métamorphose que l'écriture, peu à peu, fera subir à Sidonie Gabrielle Colette, née Landoy. De la mère absente de Claudine – parce que la vraie est encore trop présente ? – à la rayonnante Sido se construit le personnage, ancré dans son village, sa maison, son jardin, dispensateur de vie, par-delà le bien et le mal, mère idéale qui laisse sa fille partir sur les chemins à l'aube en lui donnant à jamais les clefs de la nature et de la liberté. « Toi, c'est moi », peut enfin dire Colette à Sido.

Et nulle ne l'a mieux senti que Simone de Beauvoir qui lui rendit visite dans son appartement du Palais-Royal :

« Percluse, les cheveux fous, violemment maquillée, l'âge donnait à son visage aigu, à ses yeux bleus, un foudroyant éclat : entre sa collection de presse-papiers et les jardins encadrés dans sa fenêtre, elle m'apparut, paralysée et souveraine, comme une formidable déesse-mère. »

La relation entre Simone de Beauvoir et sa mère semble s'insérer exactement dans les silences et les lacunes de Colette. Loin d'en gommer les aspérités, de rehausser la figure maternelle, Beauvoir s'emploie au contraire à traquer conflits, déceptions, étroitesse d'esprit, préjugés sociaux comme autant d'obstacles qu'il lui a fallu franchir pour gagner sa liberté. Plus que son père, c'est sa mère qui est la dépositaire d'une tradition familiale et des exigences d'un milieu qui ne souffre aucune ouverture. Étouffant, c'est ainsi que se présente ce milieu social, et Françoise de Beauvoir, comme une mère castratrice dont l'affection pour ses filles ne sait s'exprimer qu'à travers interdictions et contraintes. « Cela ne se fait pas » est l'un de ses leitmotive.

Issue d'une bourgeoisie aisée et provinciale, bien-pensante, elle est victime, comme Sidonie, de la ruine de sa famille, une ruine accompagnée de rumeurs et de scandale : son père, Gustave Brasseur, banquier à Verdun, est condamné pour faillite frauduleuse à quinze mois de détention. Il est immédiatement relaxé, mais ruiné et obligé de quitter Verdun avec sa famille. Toute sa vie, Françoise de Beauvoir sera incapable d'aborder ce sujet, même avec ses enfants, sans se mettre à pleurer. Élevée au couvent des Oiseaux, la rigidité de son milieu, l'indifférence de ses parents qui auraient préféré avoir un garçon, font d'elle à la fois une épouse soumise à son mari, comme on le lui a appris, et une femme autoritaire, froide en apparence, aux jugements péremptoires. « C'est ridicule » est une autre des phrases qu'elle oppose à la moindre tentative d'originalité de ses filles. À la liberté intérieure de Sidonie Colette s'oppose la rigidité de Françoise de Beauvoir, prisonnière des oukases de son milieu, prisonnière d'elle-même, de son incapacité à exprimer ses affects, ses désirs profonds. Si l'on en croit Simone de Beauvoir, seul le lien sensuel avec son mari, Georges, transgresse les interdits dont elle s'entoure et emprisonne les siens. Cet homme léger, séduisant et séducteur, qui, comme le capitaine Colette, conduira les siens à la ruine par manque de réalisme et de sens des responsabilités, est, parallèle troublant, comme le père de Colette (l'écrivain aux pages blanches), un artiste raté. Il a la passion du théâtre et aurait rêvé d'être comédien. Toute sa vie, il fera du théâtre en amateur, fréquentera des comédiens, etc. Père adoré par la petite Simone, mais dont le caractère frivole et superficiel meurtrit l'enfant au seuil de l'adolescence, lorsqu'il semble lui préférer sa sœur Hélène, dite Poupette, plus jolie. À douze ans, il lui reproche d'être laide. Cette blessure, constate sa biographe Deirdre Bair[1], ne se refermera jamais. Soixante ans plus tard, elle en souffrait encore. C'est Georges de Beauvoir, cependant, qui encourage son activité intellectuelle, la guide dans ses lectures. Son rôle ne doit donc pas être minimisé dans la formation de l'écrivain qu'elle est devenue. C'est mon père qui a compté, affirmera Simone de Beauvoir. Mais c'est de sa mère qu'elle parle le plus souvent dans ses écrits.

---

1. Deirdre Bair, *Simone de Beauvoir*, Fayard, 1991.

L'éducation religieuse est assurée par Françoise de Beauvoir. Elle est la gardienne du temple. Elle emmène ses filles deux fois par jour à la messe et surveille étroitement leurs lectures, allant plus tard jusqu'à apprendre l'anglais et le latin pour contrôler ces lectures, même dans une langue étrangère. Cette censure s'exerce dans tous les domaines qui sont à sa portée. Les relations avec les autres petites filles, par exemple, ne lui échappent pas. Impensable de fréquenter une petite fille dont les parents ne lui auraient pas été présentés. Pas question non plus de jouer avec des enfants inconnus au parc. Françoise assiste aussi aux cours, puisque, au cours Désir où elles sont élèves, les mères sont présentes au fond de la classe et ont leur mot à dire. Mais Simone n'en adore pas moins cette mère sévère, et se montre soucieuse de lui plaire et de bien faire. Les deux sœurs trouvent sans doute une compensation à ce contrôle permanent dans leur complicité et leur intimité, même si, en dehors des vacances dans le Limousin à Meyrignac et à la Grillère chez leurs oncles et tantes, elles sont toujours sous la surveillance de leur mère. Ce sentiment va s'accentuer lorsque les difficultés financières vont considérablement réduire le train de vie des Beauvoir et les obliger à déménager dans un logement exigu. La totalité des tâches ménagères échoit alors à Françoise qui n'a plus les moyens d'engager du personnel. Cette situation à une époque où même les foyers modestes peuvent s'offrir les services d'une bonne est sans doute vécue en silence comme une profonde humiliation. Françoise de Beauvoir a une trentaine d'années. elle affiche dès cette époque une façade encore plus rigide de bourgeoise distinguée – le seul moyen de masquer la réalité de leurs conditions de vie difficiles. Lessive, ravaudage, cuisine, courses, ménage, etc. contribuent à aigrir un caractère naturellement irritable. La pauvreté est vécue par elle comme une déchéance.

C'est à ce moment que se tendent les relations entre Simone et sa mère :

« J'ai beaucoup aimé ma mère jusqu'à l'âge de douze ou treize ans, et puis j'ai commencé à beaucoup moins l'aimer. Elle se montra hostile avec moi, vraiment infernale pendant toute mon adolescence. » Les conflits vont se succéder et, si l'on en croit le tableau qu'elle en trace dans *Mémoires d'une jeune fille rangée*, se détériorer jusqu'à la quasi-rupture.

Il est caractéristique que Simone de Beauvoir ait choisi d'aborder la relation entre mère et fille essentiellement à travers deux périodes critiques : sa propre adolescence et la mort de sa mère. Six années séparent les deux livres, *Les Mémoires d'une jeune fille rangée* et *Une mort très douce*, et une quarantaine les périodes évoquées. Dans l'un et l'autre cas, il s'agit pour elle de décrire au plus juste, au plus vrai une relation difficile, nouée pourrait-on dire, et que seule la mort va dénouer.

Une mort très douce est le récit minutieux des dernières semaines de Françoise de Beauvoir, alors qu'elle a été hospitalisée dans une clinique parisienne. Jamais peut-être une fille n'avait jusqu'à ce jour évoqué de façon aussi précise et poignante la mort d'une mère. On sait que certains en ont fait grief à Simone de Beauvoir, comme ils le feraient lors de la publication de *La Cérémonie des adieux*. On y vit de la froideur – cette même froideur qu'elle reprochait à sa propre mère –, de l'indifférence, de l'indécence, même. Dans ce récit de deuil, l'honnêteté, la rigueur de Simone de Beauvoir peuvent, comme on l'a dit, s'apparenter à « un stoïcisme glacé ». Mais on peut y voir aussi une remarquable mise à plat de cette relation conflictuelle et un hommage à cette femme qu'elle comprend enfin sans pour autant la flatter. *Une mort très douce* ou l'anti-*Sido*. Elle montre à la fois son courage et ses faiblesses. L'approche de la mort, qu'elle ignore, l'a peu changée. Semblable à elle-même, critique, soucieuse des apparences. Le bilan que dresse Beauvoir est sans pitié : possessive, dominatrice, corsetée dans ses principes, jalouse, maladroite, complexée, aigrie, elle « a vécu contre elle-même », étouffée par les principes et les interdits qu'elle n'a pas su remettre en question. Elle est l'antimodèle par excellence, le contre-exemple absolu pour ses filles. Si Simone de Beauvoir admet qu'après la mort de son mari Françoise a travaillé et finalement mené une vie plus conforme à ses goûts et à ses aptitudes, elle n'en laisse pas moins affleurer dans ce récit consacré aux derniers instants de sa mère le gouffre qui les sépare. Les deux femmes se sont mutuellement glacées. À l'absence de confiance et de sympathie que lui a témoignée sa mère, Simone a répondu par le rempart du silence. « Jusqu'à la sortie de *L'Invitée*, elle a presque tout ignoré de ma vie », note-t-elle. Par la suite, Françoise sera fière des succès de sa fille, mais choquée par ses prises de position et ses attitudes, et, surtout, par son incroyance religieuse. Le dialogue entre elles est impossible, la parole ne passe pas. Loin de les rapprocher, toute tentative de l'une ou de l'autre bute sur une semblable maladresse, une même pudeur, une même vulnérabilité. « Je sais que tu ne me trouves pas intelligente, lui dit un jour sa mère. Mais, en tout cas, c'est de moi que tu tiens ta vitalité, ça me fait plaisir. » « Sur ce dernier point j'aurais de grand cœur abondé dans son sens, commente Simone de Beauvoir ; mais le début de sa phrase coupait mon élan. » Et de conclure : « Ainsi nous paralysions-nous mutuellement. » Et, sur son lit de mort, Françoise a ces mots terribles : « Tu me fais peur. »

« Cette dépendance chérie et détestée » – comment ne pas songer alors à Colette ? – se manifeste dans les rêves de Simone de Beauvoir, où sa mère se confond avec Sartre. Elles vivent heureuses ensemble, quand, tout à coup, le rêve tourne au cauchemar. Pourquoi vit-elle encore avec sa mère ? Elles se sont empoisonné mutuellement l'existence, et pourtant, la mort venue, surgissent les regrets. Dans ses dernières semaines, Françoise de Beauvoir a un peu laissé tomber le masque. Est apparue une tendresse à laquelle ses filles n'étaient pas habituées.

Mais, à l'inverse de Colette, Simone de Beauvoir a veillé quotidiennement sa mère, alternant jour et nuit les gardes avec sa sœur Hélène, « pas par amour, écrira-t-elle à Nelson Algren, mais en raison d'une compassion profonde et sincère ». Elle reconnaît, dans ses entretiens avec Deirdre Bair, que leur relation avait malgré tout évolué. « Je regrette de ne pas avoir parlé davantage des bonnes années de mes rapports avec ma mère. » Elle lui a beaucoup écrit et l'a tenue au courant de sa vie quotidienne, même si « il y a des sujets qu'on ne discute pas avec sa mère, si excellente soit la relation qu'on a avec elle ». Tout se passe comme si l'évolution de leurs rapports n'avait pas pu se frayer un chemin sous sa plume, que la réalité de cette relation était restée conflictuelle. Peut-être parce que Simone de Beauvoir était consciente de devoir ce qu'elle était devenue à l'opposition qu'elle avait toujours manifestée aux principes, et à la vie sacrifiée de sa mère.

Sidonie Colette et Françoise de Beauvoir sont à tout jamais figées dans la figure qu'ont choisie pour elles leurs filles. Sido, un mythe, Mme de Beauvoir, une mère froide et répressive. Deux transpositions fidèles à leurs auteurs : le romanesque de Colette, la rigueur de Beauvoir. Gardons-nous des simplifications. Mais, dans la relation que ces mères ont entretenue avec leur fille, on peut peut-être trouver un début de réponse à l'attitude de celles-ci face à la maternité : distance de Colette, mère à quarante ans, à l'égard de sa fille unique élevée en nourrice ou en pension, et à laquelle elle a donné son propre nom, Colette de Jouvenel, la privant à jamais de toute identité ; refus de la maternité biologique pour Simone de Beauvoir.

Faut-il voir dans cette méfiance une réaction à des mères toutes-puissantes, chacune à leur manière ? Femmes libres entre toutes, Colette et Simone de Beauvoir ont préféré d'autres maternités, choisies ou symboliques. Filles d'élection, relations amoureuses avec d'autres femmes, ou amour, voire passion pour des hommes nettement plus jeunes, Bertrand de Jouvenel ou Maurice Goudeket pour Colette, Jacques-Laurent Bost ou Claude Lanzman pour Beauvoir, qui, même si elle se défendait de cette interprétation « maternisante », a fini par adopter Sylvie Le Bon. « Mes filles », disait-elle aussi en parlant de ses jeunes compagnes du MLF... Comme Colette, elle était à son tour devenue une déesse-mère et avait donné naissance à une nouvelle génération de femmes.

Évelyne BLOCH-DANO

LE PAYS AMNIOTIQUE[1]

C'est vers cinq mois qu'on commence à voir bouger sous la peau. Comme une devinette, un corps en bouts rimés : genoux, coudes, tête et fesses, un pied ou un poing poussant sous la paroi, une charade qui ferait un bébé. Car il doit bien y avoir un tout là-dessous. Comme si des boules chinoises, faites pour le plaisir, avaient glissé du vagin vers l'intérieur du ventre et s'y étaient égarées. Elle les sentait rouler, se bloquer, lâcher prise, par pressions et soudaines détentes. Creux et bosses. Plus les semaines passaient, plus les boules chinoises se rapprochaient les unes des autres : un seul corps occupant de plus en plus de place.

Comment expliquer à ceux qui ne savent pas ? *Tu as déjà eu un muscle qui tressaille, dans la cuisse ou le bras ; un muscle fatigué, qui s'est mis à bouger en toute indépendance ; alors tu connais une des sensations de cette vie à deux.*

Bientôt ce n'étaient plus des petites boules chinoises, mais un seul ballon rond. Il gonflait par endroits, ou cédait. Si elle marchait pendant ces différences de

---

1. Extraits de Marie Darrieussecq, *Le Pays,* POL, 2005.

pression, elle en était déséquilibrée. Elles s'immobilisaient, Épiphanie et elle. Épiphanie aussi avait peut-être cette même impression de vertige ; peut-être fermait-elle les yeux elle aussi, sur le peu de lumière qui filtrait dans son univers rouge ; cherchant son axe sur la planète.

*

L'après-midi vers quatorze heures, dans le creux de la journée d'hiver, elle s'allongeait devant la télé. Épiphanie changeait de position avec, pour peu de temps encore, la place de se retourner.

Émissions pour dames, séries américaines doublées en vieille langue et documentaires animaliers. Sa grossesse allait sur six mois. Elle apprenait à repérer les ours grâce à un détecteur de chaleur : un halo rouge trahissait leur grotte sur le paysage enneigé. Une ourse faisait parfois surface, grappillait du sorbier, hirsute et se grattant, faisait son pipi puis retournait au chaud. C'était assez proche de son rythme de vie.

[Ils avaient acheté une deuxième voiture avec l'argent d'une publicité qu'avait tournée Diego : le van VW dont il rêvait. C'était lui désormais qui amenait Tiot à l'école.] Elle fabriquait Épiphanie tranquillement.

Les éléphants caressent du bout de la trompe une carcasse trouvée sur leur territoire. Ils reconnaissent les grandes oreilles, la charpente des os sous le cuir desséché, les défenses.

Ciel bleu glacé. Les branches se détendaient dans la faible chaleur, laissant goutter leur gel, *plic, plic*.

Les éléphants défont la momie rongée par les hyènes et le soleil ; délicatement, avec une attention aimante, ils se passent les os de trompe en trompe.

L'air craquait, le jardin scintillait, de grands zigzags froids fendaient les pièces miroitantes, et les ombres de l'hiver passaient, blanches et claires, dans lesquelles la maison se déformait comme à travers un quartz.

Ils bercent les os, des fémurs gros comme des poutres, dans un silence méditatif.

L'hiver au pays était très court. Janvier semblait une anomalie. Noël avait été humide, rhumes et crachin tiède ; un vrai temps d'ici.

Ils manipulent ces os et rêvent. La charogne sous leur trompe redevient un éléphant.

Elle ne comprenait pas le commentaire, mais il devait dire à peu près que les éléphants ont conscience de la mort. Les éléphants n'ont pas de cimetières, contrairement à une légende tenace, mais, quand meurt un des leurs, ils s'arrêtent et ils pensent.

Elle se faisait un thé, il était seize heures.

*

Elle nageait. Elle s'était trouvé un médecin, à B. Nord, et bien sûr qu'elle ne courait plus. Nager, c'était l'idéal. Elle se laissait glisser dans le grand bain. Ses cuisses, ses hanches s'enfonçaient, et son ventre était porté, le poids s'allégeait dans la corbeille de son bassin. L'eau portait son ventre qui portait sa fille. Nulle part ailleurs l'emboîtement n'était si satisfaisant, eau, corps, eau, corps, un petit corps dans un bain amniotique dans un grand corps dans une piscine. Et à l'intérieur du corps de sa fille un minuscule utérus prolongeait la potentialité du monde. L'effet Vache qui rit des corps féminins. Comme si le temps se lovait dans les ventres, et que les générations y demeuraient ensemble, une matriochka enceinte d'autres matriochkas enceintes.

Sa grand-mère Amona lui interdisait 1) de boire de l'eau en mangeant du poisson 2) de se baigner en ayant ses règles. C'était sa mécanique des fluides à elle : 1) Le poisson avait nagé dans la mer, boire de l'eau par-dessus noyait l'estomac ; 2) les fluides appellent les fluides, se baigner avec ses règles, c'était risquer l'hémorragie. Cette conception de la physique, elle en gardait quelque chose. Il lui semblait étrange que des éclairs humides ne se créent pas quand son corps touchait l'eau. Une reconnaissance de l'eau par l'eau, si bien qu'une femme enceinte ne pourrait se baigner sans crépitements ni éclairs bleus, une déesse à la source.

Elle n'était pas peu fière, à la piscine, d'exhiber son ventre moulé. À l'extérieur, c'était l'hiver, l'hiver pluvieux du pays. Sous l'imperméable, personne ne devinait. À la piscine, au moins, elle avait franchi ce stade où les grossesses ne se confondent plus avec de l'embonpoint.

De quoi était-elle si fière ? D'un pouvoir largement partagé ? De sa contribution au devenir de l'espèce ? De quel secret ? De quel mystère ? Ou simplement de son corps et de son histoire à elle, de l'aventure unique de ce corps-là au monde. Cette femme et cet enfant.

Les carreaux bleus bougeaient sous elle et sous Épiphanie. Passaient d'autres mères majestueuses. Il y avait un horaire « femmes enceintes » à la piscine de B. Nord. À mesure que les grossesses avançaient, elles s'échouaient au bord de l'eau, prêtes à souffler un dernier jet de baleine pour *hop !* enfanter. Celles accompagnées de baleineaux protégeaient les petits des plus grands, immémorialement. Les petits tant aimés. Les grands tant aimés. Il n'y avait jamais d'hommes à cette heure-là dans la piscine de B. Nord. Ils se tenaient à bonne distance du sanctuaire.

Ses bras goûtaient la résistance de l'eau, comme dans les rêves où elle volait... et ses pieds trouvaient les bords, de côté et au fond. Cette sensation ancienne sous la plante des pieds : prendre appui et se propulser... et se mouvoir dans un milieu tiède et fluide... notre première relation à l'espace.

*

Les marsupiaux ont un système de gestation extrêmement sophistiqué. La grossesse, l'accouchement et la maturation forment trois étapes distinctes. La femelle a toujours trois petits en train. La petite larve rougeaude qui sort de l'utérus n'est capable que de grimper le long des poils, s'accrochant à l'instinct, jusqu'à trouver l'entrée de la poche ventrale et se brancher sur un des deux tétons. Sa bouche est si immature que le réseau veineux des lèvres se fond avec celui de la mamelle. La créature grandit, se détache. Commence à sortir de la poche, à grignoter un peu d'herbe, replongeant au moindre danger. La deuxième tétine est occupée par une nouvelle petite larve, qui vient de naître. Toutes deux transportées, *dzoing dzoing*, par leur mère kangourou, qui est à nouveau enceinte. Dans son utérus se développe un troisième petit, dont elle n'accouchera que si les conditions sont propices. En cas de sécheresse, l'embryon se dissout : rien, aucune trace.

*

Elle était sous la mer. La plage devait être proche, le sol montait légèrement, et la surface oscillait à deux mètres au-dessus de sa tête. Il faisait un jour jaune et clair, un soleil plein de plancton. Le fond était sableux avec des blocs épars, des débris de falaise. L'iridium y brillait par petits éclats. D'autres rochers étaient recouverts d'algues qui se balançaient lentement, flux, reflux...

Tenir debout n'était pas évident. Peu à peu elle apprenait à anticiper. C'était comme si une grande main la poussait calmement dans le dos, puis la tirait en arrière. Elle marchait, évitant les rochers. Le sable s'immisçait entre ses orteils, elle peinait à décoller les pieds ; une plie démarra, exactement de la couleur du sable, elle eut le temps de sentir sous ses pas son mouvement musculeux. Trois poulpes nageaient, ouverts, fermés ; la frôlant, doux comme du velours. Elle respirait paisiblement dans le mouvement de l'eau. L'eau

141

montait, sa cage thoracique s'ouvrait ; l'eau pesait, sa cage thoracique se fermait. Les vagues à l'envers soulevaient la surface de la mer comme un drap et l'enroulaient. Son père lui donnait la permission, petite, de rester dans la voiture au lavage : elle fermait les fenêtres, et les gros rouleaux passaient sur le pare-brise, elle voyait l'écume par-dessous.

Le plus difficile était de tenir en équilibre avec le panier de linge. Elle l'avait d'abord calé sur une hanche, mais cela la déséquilibrait de côté ; elle le tenait maintenant à bout de bras sur son ventre, l'eau ôtait une bonne partie du poids. Les fils à linge étaient tendus au milieu d'une sorte de plaine, toute de sable, sans rochers. La profondeur avait augmenté, elle avait du mal à rester au fond, ses pieds se soulevaient comme sur la Lune dès qu'elle y mettait trop d'énergie.

Elle déplia un premier drap, blanc et propre ; elle ne pouvait pas le secouer comme on fait à la surface ; elle était obligée de l'ouvrir pli par pli, coinçant des bouts entre ses jambes. Le drap se plaquait sur son corps ou au contraire s'éloignait d'elle. Il flottait maintenant, largement ouvert au bout de ses mains et porté par le courant.

Elle prit une pince dans sa poche, accrocha un coin puis, mi-nageant, mi-marchant, réussit à accrocher l'autre. Petit à petit, elle parvint à étendre tout le panier. Les draps se balançaient ensemble ; ils découpaient ce petit coin de mer, et des poissons argentés, tout simples, se faufilaient entre eux.

Elle avait bien travaillé. Il ne lui restait plus qu'à coucher tout ça sur le papier : comment les draps sèchent sous la mer ; comment leur blancheur capte les rayons de soleil ; comment le silence s'entend devant leur lent balancement ; et noter les questions que posent les plongeurs sous-marins, curieux de la famille qui vit ici.

*

J'avais faim. J'étais pleine, mais pleine d'une bouche qui réclamait ; pleine d'un autre corps avide de la nourriture qui passait par mon corps. Moi, Marie Rivière, pleine d'Épiphanie Herzl, je me déplaçais comme un bateau, proue en avant, en équilibre latéral.

Elle s'était installée sur mon côté gauche. Sa tête roulait dans mon pubis comme une boussole dans un tableau de bord. La sensation, à ce terme, était étrange mais agréable, un massage de la vessie par le haut. Les organes étaient touchés en des endroits que seule l'autopsie permet d'ordinaire : de l'intérieur, foie, rate, intestins, reins.

Le ventre des femmes enceintes n'est pas un globe rond ; c'est une poche asymétrique. Un flanc dur, l'autre clapotant, déformé par des bosses, pieds et mains, fesses et tête. Le bébé d'un côté, ses membres gigotant de l'autre ; un agneau dans un sac.

J'étais belle, d'une beauté de cariatide. Je portais ma charge non sur la tête, mais sur le ventre, accrochée à la taille et bien tenue aux reins. Un Atlas qui aurait le monde sous les seins. [...]

*

Il existe des cigales dont les larves demeurent dix-sept ans sous la terre. Elles sucent la sève des arbres. Un jour de printemps, il pleut, la terre devient molle : *Magicicada septendecim*, *Magicicada cassini* et *Magicicada septendecula* creusent des galeries vers le haut et émergent, par milliards. Elles grimpent sur tout ce qu'elles trouvent, brins d'herbe, tiges, poteaux, réverbères, arbres, murs... elles ont besoin de deux heures à l'air libre pour se métamorphoser. Leur exosquelette se fend par le milieu, et elles s'en extraient, blanches et molles. Elles sèchent, prennent une couleur de feuille puis migrent vers les arbres. Les mues délaissées tombent, on dirait la pluie, elles crissent en amas sous les pas.

Tous les dix-sept ans, certaines villes à climat doux et humide sont ainsi envahies. Les cigales sont inoffensives, mais nombreuses. Le gazon est vivant, on marche sur les ailes, il y a six pattes et deux antennes pour un brin d'herbe. Les chiens et les chats en raffolent, ils s'en écœurent et dorment au milieu des trottoirs, gavés, vaincus par la masse.

Il faut imaginer la vie des larves sous la terre. Dix-sept ans. Dans la terre des villes, autour de chaque arbre, les réseaux de galeries entourant les racines. Les larves se transforment cinq fois avant de devenir adultes, jusqu'à ce moment, sur un brin de quelque chose, où elles sèchent nues, en nombre infini mais pour quelques jours seulement, les quelques jours de printemps de leur naissance diluvienne.

*

J'avais sorti du tout dernier carton et assemblé pour Épiphanie l'ancien petit lit de Tiot. Ma mère avait cousu un tour de lit dans les roses. Le mois de mars commençait, et mon dernier mois de grossesse. Mes hanches se livraient à leur lent travail tectonique : les ligaments se détendaient, les détroits s'élargissaient, le sacrum et les os iliaques se dissociaient. Tout serait bientôt prêt pour le passage.

Il faisait beau et sec, un dernier jour d'hiver. Le ciel très bleu rendait de petits craquements, comme une soie tendue par le gel. Il aurait fallu au français les sons météorologiques de l'anglais ; secs et cassants, *crackers*, cristaux de givre. *A crispy weather*. Walid au téléphone se répétait, que faisais-je mariée, enceinte et en province, ces trois états s'équivalaient, une stérilisation paradoxale :

144

« C'est lacanien. Ton prénom t'assigne au mari. Le mariage est ta structure, ta clôture, ton lieu. » Il était jaloux, c'est tout.

Tiot avait les joues rouges de froid sous son bonnet. Je l'emmenais jusqu'à mon aire de pique-nique, et le pays sous le ciel bleu était à nous. Il y avait un Atlantique de ciel sur nos têtes et un Atlantique d'eau par-dessous. Quand le temps était au vent et à la pluie, le pays semblait fixe sous les nuages : les falaises et la lande tenaient bon, l'énorme masse du ciel défilait. Mais par ce temps sec, l'océan et le ciel étaient du pur espace, et c'est le pays alors qui semblait dériver. Il devenait une île à fond plat, qui nous emmenait au hasard, lentement, avec son chargement d'humains et de maisons, d'arbres et d'animaux.

— À ton avis, demandais-je à Diego, les comédiens qui ont besoin d'imaginer une vie à leur personnage hors scène, d'où ils viennent et où ils vont, et ce qu'ils font avant et après le texte, sont-ils idiots ?

J'aimais le globe sur mon bureau et j'aimais ce promontoire sur la mer parce que j'avais besoin, souvent, de renouer avec la sidération comme un point d'origine de l'écriture. Se tenir debout sur la Terre, dans le cosmos et le néant : l'écriture et cette sidération, c'était la même chose, c'était constater notre présence face au vide, et là, comme on pouvait, penser. […]

*

J'avais fait une dernière échographie, avec Diego. Tout allait bien. Épiphanie était prête mais encore haut placée, rien ne pressait. Son petit cœur lancé comme une locomotive, son petit cœur confiant battrait et grandirait dans la poitrine d'une femme : le même pour les années et les années à venir, et ça commençait ici, dans mon ventre. J'aimais la constance, la détermination avec laquelle elle y logeait. Elle était là chez elle. Je la sentais forcir, bâiller et rêvasser. Ma belle sédentaire : ma fille.

J'étais volumineuse et lourde. Mon ventre se casait mal dans la voiture, je reculais le siège au maximum mais le volant coinçait, et mes pieds ne touchaient plus les pédales. Il faudrait bientôt rester à la maison. Mes frères se débrouilleraient, chacun dans leurs limbes. Je leur abandonnais leur territoire et je devenais une grotte, où Épiphanie tête en bas guettait le jour. [...]

*

« Je préférerais qu'on m'arrache les dents à vif plutôt que d'accoucher à nouveau », lui avait confié Amona, familière des deux expériences. Tiot était né sous péridurale. On lui avait confié une petite pompe, et recommandé d'appuyer dès que ça devenait *désagréable*. La douleur seule était anesthésiée : elle avait senti Tiot descendre, passer et naître. Elle chérissait le monde moderne, sa petite pompe à la main.

Les arracheurs de dents étaient accompagnés d'un petit orchestre de cuivre, pour couvrir les cris.

Dans les maternités, il y a moins de trente ans, il était facile de localiser les salles de travail, à l'oreille.

« Ça ne fait pas aussi mal qu'on le dit », lui avait assuré une amie de Walid, sage-femme à Londres.

Dans la plupart des pays protestants, on n'utilise pas la péridurale. Il est bon de souffrir, personne ne sait pourquoi.

La douleur sépare la mère de l'enfant. La douleur fait prendre conscience à la mère de ce moment violent, la naissance. Ou la rend folle, psychotique d'être à ce point hors de soi.

Pour certaines féministes, la péridurale est une invention masculine pour nous priver d'une connaissance ultime.

Ne plus être là de douleur. Vouloir quitter ce corps, ce lieu inhabitable. Ne plus pouvoir y tenir, comment imaginer vivre encore la minute qui vient ?

Au début de sa courte cure, en 1926, Bataille reçut de son psychanalyste – Adrien Borel, qui joua pour Bresson dans le *Curé de campagne* – une liasse de photos. C'étaient celles, rapportées de Pékin et circulant sous le manteau, du Supplice des cent morceaux. Un homme en croix, les yeux blancs, le visage dans une extase atroce, est lentement dépecé.

« Il n'y en a plus que pour quelques heures », avait-on dit à une amie française, dépersonnalisée de douleur, dans la routine d'une maternité de New York.

Ces Sud-Européénnes sont des chochottes.

*

Pour le tout dernier trajet en voiture, Diego conduisait. Épiphanie nous intimait de nous presser, mais prudemment. Diego s'en tenait aux limitations de vitesse. Je voulais voler, mais tous deux avaient raison, j'étais prise dans leur infinie sagesse : un nouveau monde où un père et sa fille se tiendraient désormais à mes côtés.

Nous déposâmes Tiot chez ma mère. Il chantait dans son siège-auto :
Entrez dans la danse,
Voyez comme on danse.
Et nous reprenions avec lui :
Sautez, dansez,
Embrassez qui vous voudrez.
Tiot, mon petit garçon, jetant des coups d'œil sous les sièges et demandant si le bébé était là, le bébé tant attendu, qu'il avait attendu près d'un tiers de sa vie – mais quand ma mère ouvrit la porte et lui parla de chocolat, il se précipita. Il avait trois ans.

Nous avions tous les trois un peu peur, Diego Épiphanie et moi. Nous parlions peu. Diego me jetait des coups d'œil souriants, il me caressait la nuque, et moi de temps en temps je lui pressais la main. Nous étions deux adultes affairés, une très petite fille modifiait le cours de nos vies, décidait de notre emploi du temps.

Je respirais. Mon ventre montait et se serrait, un seul grand muscle, une stupéfiante usine. Je respirais, pas ces idioties de halètement de petit chien ; je respirais comme un être humain, je prenais ce dont j'avais besoin. La voiture n'était pas assez grande pour ce qui s'y passait. Nous ouvrîmes les fenêtres. Le pays défilait, nous rejoignions C. Ouest par la Corniche, C. Ouest a la meilleure maternité de la côte. La marée était haute, et la mer pesait contre la falaise, le pays craquait, le ciel se soulevait.

Je respirais, j'étais une montgolfière sous une tête aérienne, anxieuse et euphorique.

Entrez dans la danse,
Voyez comme on danse.
Sautez, dansez,
Embrassez qui vous voudrez.

« Elle perd les eaux », constata la sage-femme, me désignant de cette universelle troisième personne des lieux où la médecine vous prend en charge. Elle m'emmenait vers la salle de travail, je précisai à Diego que cette jupe ne passait en machine qu'à 30°, il ne m'écoutait pas, or c'est lui qui s'occuperait du linge la semaine à venir – puis je réalisai que, de toute façon, cette jupe dont le tour de taille devait frôler le mètre cinquante, je ne la remettrais pas tout de suite. L'eau très chaude baignait mes cuisses. La sage-femme me dit de m'allonger, et l'eau se déversa, limpide, la forme en creux d'Épiphanie ; avec quelque chose de plus doux, de plus fluide, que l'eau des sources.

Ur est le premier mot. *Ur* en yuoangui veut dire « eau ». Helen Keller, dont toutes les petites filles lisent un jour l'édifiante histoire, Helen Keller sourde, aveugle et muette, sur la main de qui l'institutrice ne cesse de dessiner des lettres, Helen Keller comprend enfin : *W-a-t-e-r* écrit l'institutrice géniale en versant, sur l'autre main, de l'eau ; et le sens est un jaillissement.

La sage-femme me parlait en vieille langue, et je la comprenais, depuis cinq bonnes minutes, la vieille langue entrait dans mon cerveau, et je la comprenais. Toute à mon affaire, toute à ma lessive, toute au roulement des contractions qui m'obligeaient à m'arrêter, à respirer, à souffler, j'entendais la vieille langue sans y penser. Je buvais la langue. Je nageais dedans. Ça se pensait tout seul. Ça ne se traduisait pas. Jusqu'à ce qu'une tache noire apparaisse, un papillon qui s'empêtrait, déchirait les maillages, entortillait les fils – j'avais raté un mot, puis deux, et le sens s'était débobiné.

« Encore une qui ne comprend rien » : je rattrapai le fil. C'était l'esperanto de tous les hôpitaux du monde, accouche et tais-toi, elle me mit une sonnette dans les mains, pour appeler.

*

On a besoin d'un coin, d'un peu de tranquillité.

Les reines de France accouchaient en public. Toute la Cour était là, au spectacle de la légitimité. Il fallait être sûr que c'était bien du vagin réginal que sortirait le futur roi. La très digne Marie de Médicis, allongée au centre du banquet et sommée de rester souveraine jusque dans l'expulsion, pendant qu'autour d'elle ça bavarde, plaisante et festoie...

La reine, chez les insectes sociaux, est la femelle pondeuse. Elle travaille au centre de la fourmilière, ruche ou termitière. Lorsqu'elle donne naissance à une autre reine, un nouvel essaim se forme et déménage.

Les westerns montrent les *squaws*, lovées dans un coin de forêt, mordant dans une branche puis se relevant victorieuses et intactes, un bébé dans les bras.

149

Les adolescents à qui l'on projette, en cours d'éducation sexuelle, le film d'un accouchement poussent tous, garçons et filles, des cris d'horreur et de dégoût.

Plutôt crever que de donner la vie, s'était-elle dit à Londres quelques années plus tôt, devant le triptyque de Bill Viola, beau et sobre, sur la naissance et l'agonie.

Elle avait lu quelque part le témoignage d'une Afghane qui avait accouché en plein soleil, allongée sur la terre, sans eau, dans la cohue d'un camp de réfugiés. *En plein soleil* répétait-elle, sans même un arbre pour abriter la venue du bébé.

Quatre enfants par seconde naissent dans le monde. Un être humain meurt toutes les secondes et demie.

On estime que, sur les cent trente millions d'enfants qui naissent chaque année, cinquante millions ne seront enregistrés sur aucun état civil. Onze millions meurent avant l'âge de cinq ans.

Aux dernières nouvelles, en 2003, la maternité de Grozny était toujours en activité, sans électricité la plupart du temps, sans antibiotiques, avec une équipe locale bien formée et extrêmement motivée.

Marie DARRIEUSSECQ

UN ENFANT, SI, QUAND, COMME JE VEUX :
LE RÊVE DES UNES,
LE CAUCHEMAR DES AUTRES

Les féministes ont fait de longue date de la maîtrise de la procréation leur cheval de bataille. Elles sont parvenues à l'obtenir en plusieurs temps : avec la loi Neuwirth de 1967 et avec la loi Veil de 1975 (rendue définitive en 1979, améliorée par les lois de 1982 et de 2001), qui marquaient l'aboutissement de la revendication « Un enfant si je veux, quand je veux », scandé à diverses reprises par des milliers de manifestantes. Aujourd'hui, c'est la perspective pour certaines, l'exigence pour d'autres de faire cet enfant *comme* elles veulent qui suscite des réactions, des condamnations, des mises en garde. « Comme je veux » renvoyant par exemple à la volonté de certaines lesbiennes d'être inséminées artificiellement parce qu'elles vivent en couple et veulent élever un enfant avec une autre femme. Renvoyant aussi au recours à une mère porteuse pour celles qui ne peuvent (ou ne veulent) pas être elles-mêmes enceintes. Renvoyant enfin à l'utérus artificiel qui permettrait d'avoir un enfant sans le porter soi-même et sans accoucher. Toutes ces demandes (si je veux, quand je veux, comme je veux), dont certaines ont été satisfaites, dont d'autres se heurtent pour l'instant à des refus ou à des impossibilités scientifiques, ont été repoussées, au fil des dernières décennies, par des élites conservatrices, qu'elles soient politiques, religieuses ou professionnelles. Avec certains arguments communs et avec des spécificités propres à chacune d'entre elles. On s'en tiendra ici aux oukases des politiques qui recoupent largement l'ensemble des arguments opposés aux féministes et aux femmes.

Le décompte des voix

À la droite de l'échiquier politique, on n'a jamais vu d'un bon œil que les femmes puissent avoir des relations sexuelles sans risquer d'être enceintes, qu'elles puissent décider souverainement tout d'abord de ce « si » et de ce « quand » qui marquent la première phase de leur histoire vers l'autonomie. En 1967, pour obtenir que certains parlementaires de la majorité de l'époque votent en faveur de la légalisation de la contraception, Lucien Neuwirth, député UNR, a dû se contenter d'un vote à main levée car ses collègues de l'époque n'auraient pas accepté de le soutenir en sachant que leurs noms allaient figurer au *Journal officiel*, et que leurs électeurs allaient apprendre ainsi qu'ils avaient couvert un tel appel à la débauche.

La loi Veil recueille en première lecture, le 29 novembre 1974, les voix de 105 socialistes et radicaux de gauche sur 106, de 74 communistes sur 74, de 55 UDR et apparentés sur 174, de 26 réformateurs et centristes sur 52, de 17 républicains indépendants sur 65 et de 7 non-inscrits sur 19. En 1979, lors de la légalisation définitive de l'IVG, seuls 70 sur les 290 députés de la majorité votent le texte. En 1982, aucun membre de l'opposition (de droite et du centre de l'époque) n'appuie le projet de remboursement de l'IVG par la Sécurité sociale.

Dans le soutien apporté aux féministes et aux femmes, on se doit donc de distinguer fortement entre la droite et la gauche. Non sans rappeler que toutes les forces de gauche n'ont pas été au rendez-vous quand la première campagne a été lancée en 1956 avec la création par le Dr Marie-André Weill-Hallé de la Maternité heureuse qui allait devenir en 1960 le Mouvement français pour le planning familial. En 1956, en effet, les communistes sont très hostiles à la contraception, et Jeannette Vermeersch n'hésite pas à déclarer :

> « Pour justifier le *birth control,* certains de nos amis parlent des injustices qui frappent les femmes prolétaires, puisque les femmes bourgeoises possèdent les moyens de ne pas faire d'enfants [...]. Mais depuis quand les femmes prolétaires luttent pour les mêmes droits que les dames de la bourgeoisie ? Jamais. Les femmes travailleuses n'ambitionnent nullement d'accéder au mode de vie des bourgeoises [...]. Depuis quand les femmes travailleuses réclameraient le droit d'accéder aux vices de la bourgeoisie ? Jamais » (*France nouvelle,* 12 mai 1956, p. 14-15).

Il faudra attendre 1965 que le PCF réclame à son tour la légalisation de la contraception. Depuis cette date, il y a bien un clivage droite-gauche sur cette question.

Quant à l'argumentaire, il distingue aussi, très nettement, la droite de la gauche. Compte tenu de la répétitivité des positions exprimées, on peut traiter comme un tout l'ensemble des débats intervenus au cours de toutes ces années et considérer qu'appartiennent à un même corpus les textes de 1973, 1974, 1979, et, dans une moindre mesure, ceux de 1982 qui occupent une place à part en raison précisément de la netteté du clivage gauche-droite au moment des votes.

Pour le gros des débats, trois logiques se font jour : celle des représentants de la droite et du centre hostiles à toute libéralisation de la loi de 1920 ; celle des représentants de la droite et du centre favorables aux réformes proposées ; celle des représentants de la gauche qui, avec des nuances d'une famille à l'autre, se prononcent en faveur de la légalisation aussi bien de la contraception que de l'IVG[1].

La droite contre les féministes et les femmes

Les représentants de la droite et du centre opposés au projet de libéralisation développent pour l'essentiel cinq arguments susceptibles d'empêcher son adoption par l'Assemblée dans laquelle ils siègent.

Le premier, d'ordre médical, signale que la pilule provoquerait des cancers, des troubles circulatoires et aurait des effets néfastes sur les générations futures. Certains n'hésitent pas à dire qu'elle va déféminiser la femme. Le sénateur Henriet (républicain indépendant) déclare :

> « Le germen féminin a ses caractéristiques propres, et c'est à ces caractéristiques propres que s'attaquent avec brutalité les produits hormonaux synthétiques de la pilule. C'est l'inhibition complète du cycle féminin. C'est une dénaturation de la femme [...]. La nature se vengera. En effet, pas de cycle, pas de femme, pas de libido. Finies ces fantaisies, finies ces chatteries qui font le charme féminin. Mais par contre des seins douloureux à ne pas toucher, agrémentés parfois de troubles psychiques. Et la première vengeance de la nature est que le partenaire s'éloigne [...]. Pour moi, sans l'approuver, je le comprends » (*Journal officiel*, n° 585, 6 décembre 1967, p. 2037).

---

1. Pour de plus amples développements, *cf.* Janine Mossuz-Lavau, *Les Lois de l'amour. Les politiques de la sexualité en France*, Petite Bibliothèque Payot, 2002.

Le deuxième argument consiste à dire qu'il faut respecter la vie impérativement, dès que celle-ci existe, donc empêcher que l'on détruise l'embryon, sinon on ne s'arrêtera plus, on tuera le fœtus, puis l'enfant, puis le vieillard, la personne handicapée, tous les « indésirés » – les « bouches inutiles », pour reprendre l'expression de Pierre Bas (UDR) en 1974. On parle de « génocide », on voit, comme le Dr Feit (républicain indépendant), dans la liberté de l'avortement l'instauration d'un « permis légal de tuer[1] ». « C'est changer de civilisation, effectivement, qu'écrire dans notre droite, pour la première fois, que le fort peut tuer le faible », ajoute encore Pierre Bas (UDR) en 1979[2]. Francisque Perrut (UDF) développe aussi cette idée : « Aujourd'hui, c'est l'avortement qui tue l'enfant avant sa naissance. Demain, ce sera la suppression d'un enfant victime d'un handicap ; après-demain, on l'a dit tout à l'heure, l'euthanasie, pourquoi pas[3] ? » Certains, comme Jacques Médecin (réformateur), vont encore plus loin en développant des visions d'apocalypse :

> « En France, comme partout, le commerce de la mort deviendra une spécialité lucrative d'avorteurs et d'avortoirs patentés où l'on se préoccupera, comme on le fait déjà en Angleterre, de la revente des fœtus avortés à des usines de traitement de "graisses animales" et où l'on procédera [...] à des expériences dites scientifiques [...]. C'est de la barbarie organisée et couverte par la loi, comme elle le fut, hélas, il y a trente ans, par les nazis en Allemagne[4]. »

---

1. *Journal officiel*, n° 108 AN, 15 décembre 1973, p. 7027.
2. *Journal officiel*, n° 113 AN, 29 novembre 1979, p. 10799.
3. *Ibid.*, p. 10829.
4. *Journal officiel*, n° 92 AN, 27 novembre 1974, p. 7036. On peut citer, allant en ce sens, le témoignage d'une infirmière, membre de l'Association des infirmières pour le respect de la vie, devant le groupe de travail de l'Assemblée nationale en 1973 : « J'ai eu malheureusement à intervenir après des avortements provoqués qui nécessitaient un curetage, et j'ai vu partir ces petits

M. Feit fait même écouter à ses collègues les battements de cœur d'un fœtus de huit semaines enregistrés au magnétophone.

Le troisième argument renvoie à une éventuelle dissolution des mœurs. Jean Brocard (UDF) déclare :

« Grisé en découvrant qu'il peut s'affranchir des lois naturelles, l'homme ne voit pas qu'il s'animalise [...]. Il ne voit pas que c'est en sachant maîtriser ses instincts, en les humanisant ou en les élevant que l'homme devient vraiment un homme[1]. »

M. Liogier (UDR) dit que la légalisation de l'avortement contribuera à « réveiller la bête qui sommeille dans chaque individu[2] », à faire céder devant les thèses gauchistes. Paul Guillard (UREI, Groupe de l'union des républicains et des indépendants) s'exclame :

« J'affirme que bafouer toutes les valeurs, c'est appeler toutes les déchéances, c'est appeler des conséquences durables infiniment graves, d'une société matérialiste, permissive et incitative, sans idéal, où se développent maladies vénériennes, drogues, alcoolisme et suicide[3]. »

Le vote d'une telle loi constituerait donc un danger pour l'ensemble de la société, mais il atteindrait aussi plus particulièrement les femmes qui risqueraient, d'après ceux qui défendent cette thèse, de ne plus être respectées.

---

corps par la chaudière, comme au temps où les nazis jetaient les cadavres encore chauds des déportés dans les fours crématoires », *in* Bernard Pingaud (dir.), *L'Avortement. Histoire d'un débat*, Flammarion, 1975, p. 137.

1. *Journal officiel*, n° 113 AN, 29 novembre 1979, p. 10808.
2. *Journal officiel*, n° 94 AN, 29 novembre 1974, p. 7184.
3. *Journal officiel*, n° 114 S, 15 décembre 1979, p. 5478.

Au Sénat, Eugène Dailly (gauche démocratique) souligne que sa génération a été élevée dans le respect de la femme parce que celle-ci donnait la vie, que cette génération savait se comporter avec honneur si une grossesse survenait, mais qu'il sera désormais difficile d'inculquer un tel sentiment aux plus jeunes qui seront amenées à dire : « Elles n'ont qu'à se faire avorter. » Cela mettra en cause l'image même de la femme que l'on pouvait avoir jusqu'ici. Il ajoute :

> « Comme beaucoup d'entre nous, hélas, j'ai vu mourir des hommes sur les champs de bataille et bien souvent à la fin, je les ai entendus appeler leur mère. Êtes-vous sûrs, mes chers collègues, que ce respect, que cet amour de leur mère qui les animaient alors, êtes-vous sûrs que nous aurions nous-mêmes, chacun d'entre nous – réfléchissez-y en cet instant –, le même respect pour notre mère ? [...] Aurions-nous – c'est la question que l'on est en droit de se poser – le même respect pour nos mères si nous savions qu'elles auraient pu se faire avorter de l'un ou l'autre de leurs enfants[1] ? »

Certains hommes, comme Hector Rolland (RPR), évoquent la décadence romaine et brandissent la menace d'un monde dans lequel plus personne n'accepterait de faire son devoir :

> « Le slogan préféré des femmes qui défilaient dans Paris était : "Nous sommes libres de notre corps." Si cela est pris en considération, pourquoi les hommes, au nom du même principe, ne descendraient-ils pas dans la rue en clamant que leur vie ne doit pas être sacrifiée pour défendre la nation quand celle-ci est en danger[2] ? »

---

1. *Journal officiel*, n° 120 S, 21 décembre 1979, p. 5845.
2. *Journal officiel*, n° 112 AN, 28 novembre 1979, p. 10749.

Il faut par ailleurs, et c'est un quatrième argument, stopper la dénatalité. Pour plusieurs élus, la préoccupation majeure réside dans la baisse régulière du nombre des naissances, et ils sont prêts en conséquence à combattre toute mesure qui peut faciliter la non-grossesse. Ils critiquent les projets de loi (y compris celui de 1973, pourtant très modéré), en établissant une relation de cause à effet entre leur éventuelle application et la dépopulation de la France. Cet argument est tout particulièrement défendu par Michel Debré (UDR), qui explique qu'à la porte de l'Europe occidentale se trouvent deux mondes, celui des pays de l'Est et celui des pays d'Afrique du Nord, où les naissances sont nombreuses et dont l'évolution intéresse au plus haut chef notre sécurité : « Nous acceptons le risque de diminuer, de vieillir alors que d'autres, à nos portes, croissent et rajeunissent », déclare-t-il[1]. Florence d'Harcourt, pour sa part, évoque la mort de la France :

> « La défaite de 1940, nous le savons tous, est indissociable de l'effondrement démographique de l'entre-deux-guerres [...]. Un pays mûrissant, un pays de vieillards potentiels, est voué à plus ou moins long terme à l'esclavage. La mort de Rome, qui faisait une large part à l'avortement, était déjà inscrite dans sa décadence démographique[2]. »

En 1979, les « natalistes » déposent des amendements – ils seront tous repoussés – tendant, par exemple, à refuser l'IVG à toute femme mariée n'ayant pas encore deux enfants (M. Bolo, RPR) ; à dispenser aux personnes recevant en consultation les demandeuses d'IVG un enseignement sur les contraintes et les exigences démographiques de la France (MM. Bolo et Debré, RPR) ; ou encore à ne pas accorder l'IVG lors-

---

1. *Journal officiel*, n° 93 AN, 28 novembre 1974, p. 7106.
2. *Journal officiel*, n° 112 AN, 28 novembre 1979, p. 10709.

que les ressources du ménage se montent à quatre fois le SMIC (Hector Roland, RPR). Enfin, des parlementaires prédisent que l'avortement « de convenance » remplacera purement et simplement la contraception, en deviendra le succédané naturel, ce qui entraînera de hauts risques pour les maternités futures. M. Henriet (RI) insiste notamment sur les dangers courus (stérilité, accouchements prématurés) qui constitueront alors un frein à la croissance démographique.

Ce thème de la « banalisation » de l'avortement, cinquième argument des parlementaires hostiles à la légalisation, sera tout particulièrement développé en 1979 et 1982 lorsque le temps viendra de faire un bilan de l'application de la libéralisation. Jean Chérioux, sénateur RPR, constate que le « fait même de légaliser l'avortement a eu pour résultat de banaliser cette pratique et de déculpabiliser les femmes qui n'auraient pas osé y recourir[1] ».

Jean-Pierre Delalande (RPR) insiste :

> « Dans l'esprit du public, dès l'instant qu'une loi semble généraliser un sentiment qui va plus loin que celui de la moyenne du pays, dans la mesure où la loi, c'est ce qui est permis, ce qui donne un droit, elle a un effet d'entraînement et de développement du phénomène. La barre étant plus basse, les avortements se développent et se banalisent. Et la loi moralise l'avortement en même temps qu'elle normalise.
>
> Alors qu'il devrait constituer un recours ultime, la loi, en l'acceptant, déculpabilise l'avortement et le développe comme moyen possible de contraception normale, ce qu'il n'est pas, et des femmes n'hésitent plus, déjà, à réclamer le droit à l'avortement quand elles veulent, comme elles veulent, et remboursé par la Sécurité sociale[2]. »

---

1. *Journal officiel*, n° 113 S, 14 décembre 1979, p. 5394.
2. *Journal officiel*, n° 112 AN, 28 novembre 1979, p. 10739.

Les parlementaires hostiles à la loi soulignent qu'à l'avortement de détresse a succédé de fait l'avortement de convenance, que les entretiens préalables ont été escamotés et que l'opinion subit un véritable « matraquage » en faveur de l'avortement (Jean Foyer, RPR). M. Delalande (RPR) déclare : « On avorte davantage en janvier pour ne pas gâcher ses vacances. On veut avorter parce qu'on estime que ce n'est pas le moment, parce qu'on déménage ou qu'on change de voiture[1]. »

En 1982, cet argument revient avec plus de force encore. Jean Foyer (RPR) considère que « de la dépénalisation on est passé à la légalisation, de la légalisation à la banalisation, de la banalisation au remboursement et se dessine déjà une nouvelle évolution qu'un éminent professeur a dénoncée il y a quelques mois et qui conduit à l'avortement obligatoire[2] ».

Cela étant, ces parlementaires de droite qui manifestent leur totale hostilité à la légalisation de l'avortement sont conscients que, pour un certain nombre de femmes, et notamment de très jeunes filles, une grossesse non désirée peut avoir des répercussions catastrophiques. Face à ce problème, ils ont une réponse : ils suggèrent le recours à l'adoption. Ainsi Pierre Monfrais (UDF) :

> « Favorisons l'adoption en agissant de manière à créer les conditions d'apparition d'un état d'esprit favorable. Facilitons-la pour que les candidates à l'avortement se voient proposer une autre option que celle de détruire la vie [...]. Rendons-leur le choix facile en faveur de la sauvegarde de la vie, en plein épanouissement maternel, et de son dépôt dans la

---

1. *Ibid.*, p. 10740. Précisons que, lors de ce débat de 1979, un amendement RPR (repoussé) demande que l'on substitue à l'« état de détresse » la notion d'« état de nécessité ». *Journal officiel*, n° 114 AN, 30 novembre 1979, p. 10903.
2. *Journal officiel*, n° 144 AN, 11 décembre 1982, p. 8230.

chaleur d'un foyer accueillant, qui n'a pas eu la chance de pouvoir la créer[1]. »

Au Sénat, Raymond Bourgine (CNIP, Centre national des indépendants et paysans) suggère la création de maisons maternelles « permettant aux femmes qui ne veulent pas conserver leur enfant d'aller jusqu'au terme de leur grossesse, d'accoucher et puis, si elles y tiennent, d'abandonner leur enfant[2] ».

Concernant les femmes, la conclusion de ce groupe hostile à la loi est simple : « Le corps d'une femme enceinte n'est pas à elle, n'est plus à elle ; porteuse d'une autre vie, elle ne peut en disposer[3]. »

Les partisans de la légalisation dans leur diversité

Au centre et à droite, il se trouve toutefois des parlementaires pour récuser les arguments de leurs amis politiques devenus à cette occasion des adversaires, et mettre en avant des arguments en faveur de la libéralisation de l'avortement. Ils insistent sur le fait qu'à la dixième semaine l'enfant n'est pas viable ; qu'en ce qui concerne le respect de la vie c'est à la femme – parfois prête à mettre fin à ses jours – qu'il faut penser ; que la question de la dénatalité est très complexe et n'a pas de lien direct avec la législation, et que le projet, par les entretiens qu'il ménage, permettra au contraire d'« apprendre » la contraception aux femmes enceintes contre leur gré.

Mais ils insistent surtout sur deux points, quasiment absents du discours de leurs contradicteurs. Pour eux, et tout particulièrement pour Jean Taittinger puis pour Simone Veil, ce texte vise pour l'essen-

---

1. *Journal officiel*, n° 113 AN, 29 novembre 1979, p. 10827.
2. *Journal officiel*, n° 114 S, 15 décembre 1979, p. 5455.
3. *Journal officiel*, n° 115 S, 16 décembre 1979, p. 5541.

tiel à faire disparaître les avortements clandestins – ils sont alors évalués approximativement à mille par jour, dont l'un au moins entraîne un décès. Tout le raisonnement porte sur l'idée qu'on ne peut empêcher d'avorter une femme qui est résolue à le faire, et qu'il vaut mieux lui procurer alors une aide médicale plutôt que de la laisser, dans les pires conditions le plus souvent, parvenir à ses fins en risquant sa vie, sa fécondité ultérieure, son équilibre.

En 1979, certains protestent contre l'inégalité existant entre les régions, en raison de l'opposition de certains chefs de clinique qui font jouer la clause de conscience au sens large et l'imposent à l'ensemble de leur personnel (M. Bariani, UDF). Ces parlementaires tentent enfin de sensibiliser leurs collègues du centre et de la droite au fait que la loi est « ouvertement bafouée, pire même, ridiculisée » (Mme Veil, UDF, 1974), que le pays est sans législation car « une règle cesse d'être une règle quand elle cesse d'être respectée » (Jean Lecanuet, centriste, 1974). Ils ne vont toutefois pas, même en 1982, jusqu'à se prononcer en faveur du remboursement de l'IVG par la Sécurité sociale ; car ils souhaitent précisément que cet acte ne devienne pas un acte médical comme les autres.

Certains de ces arguments (notamment les deux premiers) sont évidemment repris par les parlementaires de gauche qui tous ou presque s'apprêtent à voter les projets. Mais ils en développent d'autres, qu'on n'a guère soulignés sur les bancs de la majorité de l'époque.

La gauche met en avant plusieurs raisons supplémentaires de voter les projets, et même de les rendre plus permissifs. Pour les socialistes notamment, l'avortement doit être légalisé pour que la femme ait réellement la liberté de disposer d'elle-même, donc de son corps. Dès 1974, Jean-Pierre Cot (PS) souligne l'inspiration libérale du projet qui consacre le droit pour la femme de choisir de donner ou non la vie, « qui traduit aussi l'immense mouvement mondial de libération et d'émancipation des femmes, qui souhaitent, en pleine responsabilité, avoir la maîtrise de leur corps et de leur fécondité[1] ». Marie Jacq (PS) renchérit en évoquant les manifestations du 6 octobre et du 24 novembre 1979 : « Elles étaient venues [...] non pour demander un droit, mais pour obtenir la reconnaissance de cette liberté fondamentale que représente le droit qu'elles veulent avoir de disposer de leur corps. Car, ne nous y trompons pas, même si les déclarations officielles n'assignent à l'avortement qu'un objectif social, ce que les femmes de ce pays veulent, c'est qu'à l'issue de ce débat l'Assemblée reconnaisse leur droit au choix et à la maîtrise de leur fécondité[2]. » Elle dépose d'ailleurs un amendement – repoussé – visant à faire disparaître la référence à l'état de détresse afin qu'il soit bien clair que toute femme peut souverainement prendre sa décision. Elle demande aussi que l'entretien préalable devienne facultatif car, « en institutionnalisant l'entretien, on fait, une fois de plus, des femmes des assistées ». Un autre amendement socialiste – également repoussé – tentera de dispenser une femme mineure de produire le consentement du représentant légal, un autre – qui subira le même sort – visera à supprimer la semaine de réflexion[3]. Aussi, en 1979, les socialistes déposent-ils un amendement ainsi libellé : « L'interruption volontaire de grossesse est autorisée sans autre condition d'âge, de nationalité, de durée ou de titre de séjour. » Ils demandent également que le délai légal soit porté à quatorze semaines, les communistes se prononçant pour douze semaines.

---

1. *Journal officiel*, n° 93 AN, 28 novembre 1974, p. 7108.
2. *Journal officiel*, n° 112 AN, 28 novembre 1979, p. 10723.
3. *Journal officiel*, n° 114 AN, 30 novembre 1979, p. 10945.

De fait, pour les socialistes il s'agit de faire disparaître tout ce qui peut ressembler à une sanction frappant les femmes susceptibles d'éprouver du plaisir. Dès 1979, Gérard Bapt demande, dans cette intention, le remboursement de l'IVG par la Sécurité sociale en déclarant, à propos du non-remboursement :

> « Il s'agit là d'une situation culpabilisante à la fois pour la femme et pour le médecin. Elle est culpabilisante pour la femme, puisqu'il s'agit là de l'un des signes montrant que notre société n'accepte pas encore que l'acte sexuel ne comporte aucune sanction pour la femme, que celle-ci ait droit à une vie sexuelle par laquelle l'amour puisse se manifester en dehors de la maternité, traditionnellement présentée comme le "couronnement" exclusif de l'amour du couple[1]. »

En 1982, Yvette Roudy, ministre des Droits de la femme (PS), reviendra sur cette idée en disant que le remboursement de l'IVG, « c'est également la levée d'un peu de cette culpabilité que notre culture fait encore peser sur les femmes dès l'instant où il s'agit pour elles de disposer de leur corps[2] ».

En 1982, Jean Foyer (RPR) et Claude Évin (PS) s'affrontent sur cette question. Jean Foyer dénonce le fait que la détresse relève « de l'appréciation souveraine de la femme », le père n'ayant pas à intervenir dans la décision. Il insiste : « C'est le droit de vie et de mort du *pater familias* antique qui a été transféré du père à la mère[3]. » À quoi Claude Évin rétorque : « Je me demande si le fin mot de l'histoire n'est pas dans la phrase que vous avez prononcée tout à l'heure lorsque vous avez déploré que le pouvoir du *pater familias* soit

---

1. *Journal officiel*, n° 113 AN, 29 novembre 1979, p. 10798.
2. *Journal officiel*, n° 144 AN, 11 décembre 1982, p. 8235.
3. *Journal officiel*, n° 144 AN, 11 décembre 1982, p. 8230.

aujourd'hui transféré à la mère. Au-delà du débat sur la vie et sur la mort que vous avez souhaité introduire, c'est en fait votre conception du rôle de la femme dans la famille et dans notre société que vous avez trahie[1]. »

Pour leur part, les communistes mettent plus particulièrement en avant les responsabilités du gouvernement qui ne fait rien pour réduire les causes sociales et économiques de l'avortement. Gisèle Moreau déclare en 1973 : « Ce sont les carences de votre politique qui conduisent les femmes à risquer leur vie avec cette solution de désespoir qu'est l'avortement clandestin[2]. » Pour les communistes, l'avortement doit toujours rester un « ultime recours », et, en filigrane, ils soutiennent la thèse selon laquelle, lorsque la société sera socialiste, le problème de l'avortement disparaîtra de lui-même car les familles seront alors véritablement aidées, armées matériellement et moralement pour accueillir ces enfants, et informées sur les méthodes contraceptives. Lors des débats précédant le vote de la loi sur la contraception, ils développaient déjà cette vision idyllique d'une société socialiste dans laquelle la venue d'un enfant ne poserait plus aucun problème. Pour le présent, afin de résorber au maximum les injustices sociales, ils demandent, de même que les socialistes, le remboursement de l'IVG par la Sécurité sociale.

Dans l'ensemble de la gauche, on souligne en outre la mauvaise volonté des pouvoirs publics à promouvoir une véritable éducation sexuelle et, constatant l'ignorance dans laquelle se trouve encore une partie de la jeunesse, on réclame d'autant plus la possibilité d'avoir légalement recours à l'avortement.

Il est évident que les deux premiers arguments – le premier pour des raisons tenant à la conception

---

1. *Ibid.*, p. 8232.
2. *Journal officiel*, n° 107 AN, 14 décembre 1973, p. 6963.

de la femme, le second pour des raisons politiques – ne pouvaient être développés par des représentants du centre et de la droite qui, même s'ils adhèrent au fond d'eux-mêmes à une conception « moderniste » de la femme, ont affaire, dans leurs rangs, à des adeptes convaincus de l'ordre traditionnel. Le sénateur Henriet (RI) ne déclarait-il pas en séance : « La femme a une spécificité, une finalité propre : faire l'amour, avoir des enfants et les élever[1]. »

Le clivage gauche-droite est bien demeuré présent lors de ces débats. On retiendra tout particulièrement l'outrance de certains adversaires de la libéralisation. Quelques-uns de ces arguments seront repris en 2001, mais de manière moins violente. La loi a eu en partie raison de la déraison.

La nouvelle loi de 2001 :
anciens et nouveaux arguments

En 2001 (sous le gouvernement de Lionel Jospin), après bien des atermoiements, et sous la pression des féministes et des femmes, une nouvelle loi libéralisant un peu plus la contraception et l'IVG est promulguée. Elle porte notamment le délai légal de dix à douze semaines, dispense les mineures d'une autorisation parentale si elles sont accompagnées d'un « adulte référent », légalise la stérilisation volontaire et dépénalise l'avortement. Le texte est voté en première lecture le 5 décembre 2000 par l'ensemble des députés de gauche et par une douzaine de députés de droite. Lorsqu'il sera adopté en dernière lecture par l'Assemblée nationale le 30 mai 2001, soixante-dix sénateurs de droite déposeront « à titre personnel » (leur groupe n'ayant pas souhaité le faire) un recours devant le

----

1. *Journal officiel*, n° 77 **S**, 15 décembre 1974, p. 2928.

Conseil constitutionnel, non suivi d'effet. La loi est promulguée le 6 juillet.

L'adoption de cette loi ne s'est pas effectuée sans mal. Si les débats ont donné lieu à moins de propos outranciers que ceux entendus dans les années 1960 et 1970, ils n'en ont pas moins été assez virulents. On connaît les positions de la gauche qui était à l'origine du projet et qui souhaitait à la fois offrir plus de liberté aux femmes, lutter contre les grossesses non prévues et éviter les douloureux et onéreux voyages à l'étranger pour celles qui ne peuvent bénéficier à temps d'une intervention en France. Elle reprenait, sans le formuler en ces termes, le slogan féministe des années 1970 « Un enfant si je veux, quand je veux », même si des féministes lui reprochaient d'être trop pusillanime, par rapport à la droite, en n'allongeant le délai qu'à douze semaines. Nombre d'entre elles auraient voulu bénéficier de quelques semaines supplémentaires, ne serait-ce que de la treizième, comme en Italie.

Le débat qui s'est déroulé en 2000 et 2001, tout particulièrement au Parlement, a vu l'émergence de nouveaux arguments mais aussi la reprise d'arguments anciens qu'on croyait enterrés avec les débats de 1974, 1979 ou 1982.

L'un des points les plus mis en avant par les adversaires de l'allongement des délais légaux, donc la droite, concerne l'eugénisme. On explique que, des malformations légères pouvant être détectées entre la dixième et la douzième semaine de grossesse, des femmes demanderont une IVG même si elles ne sont pas en situation de détresse, car ce qui jouera, c'est « la conformité du fœtus ». De même, celles qui voulaient une fille et qui apprendront qu'elles attendent un garçon se précipiteront elles aussi pour demander une IVG. Ce qu'on exigera, c'est l'enfant parfait. Roger Bessis, président du Collège français d'échographie fœtale, écrit dans *Libération* du 30 octobre 2000 : « La ligne, c'est celle qui sépare "un enfant si je veux" et "un enfant quand je veux" de "un enfant tel que je le veux". »

Philippe de Villiers (Mouvement pour la France) n'hésite pas à déclarer à l'Assemblée nationale le 29 novembre 2000 : « L'Histoire retiendra qu'à l'incitation des nationaux-socialistes vous aurez introduit l'eugénisme d'État dans notre pays. » Il se pose en défenseur « des plus démunis, des sans voix, ceux qui ont déjà des petites mains mais qui n'ont pas encore d'avocat ». Et il ajoute encore : « Nous en arrivons au tri des enfants à naître. C'est un nouveau droit qui émerge : le droit à l'euthanasie prénatale. »

Au cours du débat de l'automne 2000, un argument annexe vient se greffer sur le précédent. Il est dit que la nouvelle marge de manœuvre offerte aux femmes (le passage de dix à douze semaines) donnera une importance accrue aux incertitudes. Parce qu'elles supposeront que l'enfant qu'elles attendent *pourrait* être atteint de telle ou telle affection, même si elles ne peuvent en être certaines, les femmes avorteront. C'est ce que déclare encore Roger Bessis dans *Libération* du 3 octobre 2000.

> « On sera amené à identifier des "signes d'appel", c'est-à-dire des éléments non nécessairement pathologiques mais qui signalent un risque potentiel. Ainsi, la très médiatisée "hyperclarté nucale" indique un risque accru de trisomie 21 ou de malformation cardiaque (souvent parfaitement curable actuellement). C'est là l'un des pièges que nous tend ce projet de loi. Laisser toute liberté à l'IVG à une période où nous pouvons émettre des doutes mais pas des certitudes. »

Viennent ensuite les considérations médicales et techniques. Elles sont largement développées par Jean-François Mattei (Démocratie libérale) lors de son intervention à l'Assemblée nationale le 29 novembre 2000. Elles tiennent essentiellement au fait qu'après dix semaines « l'intervention nécessite alors une anesthésie générale et la fragmentation fœtale », ce qui au tout premier chef pour les médecins n'aurait pas la même portée.

> « L'acte opératoire après la 10e semaine est différent parce que l'embryon est devenu fœtus [...]. Si une aspiration simple par canule fine peut être réalisée avant 10 semaines parce que l'embryon a une consistance liquide ou gélatineuse, après 10 semaines, le fœtus s'ossifie et il faut une intervention chirurgicale avec anesthésie générale et fragmentation fœtale avant aspiration par une canule plus grosse. La compétence est différente car le geste peut avoir des conséquences plus graves et la femme doit en être informée. »

En écoutant les arguments médicaux et techniques de l'automne 2000, on ne peut s'empêcher de se demander pourquoi les médecins français ne pourraient pas effectuer les actes que font la plupart des autres médecins européens, et par exemple les médecins italiens (en Italie le délai légal est de treize semaines) ou bien d'autres encore. Les médecins français seraient-ils frappés d'une inaptitude particulière comparés à ceux de la majeure partie de l'Union européenne ?

Il a fallu également entendre évoquer l'irresponsabilité des femmes. D'après les opposants au projet de loi, on ne peut se permettre d'allonger le délai légal car on sait bien que les femmes sont des irresponsables. Tout au long des débats, des personnalités sont intervenues pour instruire ce procès contre les femmes. Roselyne Bachelot, l'une des rares parlementaires de droite à approuver le projet de loi, déclare d'ailleurs à l'Assemblée nationale : « Nous étions considérées comme des irresponsables qu'il fallait mettre en tutelle. Aujourd'hui encore ce procès en infantilisme est récurrent chez tous ceux qui voudraient subordonner l'accès à l'IVG à l'autorisation de comités d'experts ou à l'avis de collectifs médicaux. » À la droite de l'échiquier politique, on est en effet prêt à « aider » les milliers de femmes qui sont chaque année obligées de partir avorter à l'étranger mais à condition que la décision soit prise, lorsqu'elles sont hors délai, par des commissions dont la composition varie selon les propositions. On n'imagine pas de leur proposer à elles un nouveau droit, celui de décider seules en leur âme et conscience. C'est ce que suggère par exemple Françoise de Panafieu (RPR) à l'Assemblée et qui revient à donner tout pouvoir aux médecins et autres experts :

> « Jean-Michel Dubernard, Richard Cazenave et moi-même proposons d'élargir les conditions d'accès à l'interruption médicale de grossesse, en prenant en compte la détresse psychosociale grave. Les demandes seraient examinées au cas par cas par un Collège pluridisciplinaire. »

Dans le même débat, une autre parlementaire de droite parle de « déresponsabilisation et de laxisme ».

De fait, l'idée que les femmes puissent décider seules de tout ce qui les concerne est encore insupportable à certains. Cet argument rappelle en tout cas fâcheusement un de ceux qui avaient été utilisés à l'encontre de la parité en politique. On disait alors qu'il fallait que les femmes apprennent, qu'elles se forment, on se demandait si elles allaient être compétentes, etc. De fait, la suspicion revient toujours lorsqu'il est question de leur autonomie et du droit à prendre soi-même des décisions importantes. Une universitaire, Élisabeth Sledziewski, qui pourtant se montra favorable à la parité, n'hésite pas non plus pour sa part (dans *Le Monde* du 6 octobre 2000) à insister sur le narcissisme des femmes qui, si on allonge les délais, agiront encore plus selon leur *convenance*, chacune devenant « un sujet fou, idolâtre de sa propre volonté ». Au total donc, comme les femmes sont irresponsables et ne pourront que suivre la voie de la facilité, est-il dit dans nombre de ces propos, l'avortement sera banalisé et même encouragé. Ce sera bien un avortement de convenance.

On en arrive donc inévitablement à l'étape suivante : on va en quelque sorte inciter les femmes à avorter. Il va y avoir des pressions sur les femmes pour qu'elles avortent : c'est toute une partie de l'argumentation développée à l'Assemblée nationale, notamment par la députée Marie-Thérèse Boisseau (UDF) qui veut que l'on fasse tout « pour donner aux femmes la possibilité de garder leur enfant » et qui accuse la majorité de gauche de les pousser au contraire à l'IVG.

> « Je suis extrêmement choquée que vous éliminiez tout ce qui peut permettre à une femme de garder son enfant [...]. Toutes les femmes n'ont pas décidé d'avorter lorsqu'elles se rendent au premier entretien. »

Elle oppose cet argument à la proposition de la gauche de supprimer l'entretien pré-IVG sauf pour les mineures. Elle dit encore des femmes enceintes en difficulté :

> « Elles doivent être accueillies dans le plus grand respect de leur liberté. Or vous ne leur laissez pas le choix. Vous supposez qu'elles ont déjà décidé d'avorter. »

Christine Boutin (UDF) développe à son tour à l'Assemblée les effets de ces pressions supposées en faveur de l'avortement sur les femmes enceintes qui se présentent pour une demande d'IVG :

« En ne leur donnant que la possibilité d'interrompre leur grossesse, la France refuse de prendre en considération les vraies raisons de la détresse de certaines femmes enceintes et ne fait qu'accroître leur mal-être. »

Et elle enfourche son nouveau cheval de bataille : « la souffrance postabortive ».

« Depuis 25 ans, la souffrance postabortive n'est pas toujours avouée ni reconnue. Cependant des femmes commencent à en parler. Certaines avouent que si elles avaient su ce qu'elles allaient devoir porter, elles n'auraient pas avorté. Pendant combien de temps refuserons-nous d'entendre cette souffrance silencieuse ? »

Dans la même veine, toujours à l'Assemblée, Jean-François Mattei (démocratie libérale, déjà cité) évoque les couples stériles qu'il reçoit (car il est aussi médecin) ou les couples qui ont donné naissance à un enfant handicapé. Et il ajoute : « C'est alors qu'un avortement pratiqué quelques années auparavant, enfoui dans la mémoire, ressurgit et fait naître un sentiment nouveau de culpabilité et de regret. » On ne peut évidemment faire mieux pour tenter de culpabiliser les parents de handicapés ou les couples stériles.

En définitive, on obligerait les femmes à avorter, ce qui les conduirait pour le reste de leurs jours à devoir supporter une souffrance qu'elles auraient, autrement, pu éviter. Or ce processus est d'autant plus choquant, pour l'opposition de droite, que l'avortement à ses yeux n'est même pas un droit. Marie-Thérèse Boisseau déclare à l'Assemblée nationale, en novembre 2000, à propos de la loi Veil :

« La disposition législative proposée était présentée comme une mesure d'exception à un droit fondamental, pas du tout comme un droit universel qu'il faudrait ensuite reconnaître. »

Un autre argument est également utilisé, celui de l'éternel problème de la fuite en avant. Il renvoie au fait que seules 40 % des femmes hors délai pourront, si le projet de loi est adopté, avorter en France. La question qui se pose est donc la suivante : qu'en sera-t-il pour les autres ? Ce qui amène les opposants de droite à annoncer qu'on ne va pas en rester là et qu'on va sans doute un jour porter le délai à quatorze, seize « ou même vingt-deux semaines », en agitant cette progression comme un épouvantail. Ce sera maintes fois répété, par un député de droite notamment qui dit, non pour le proposer, mais, souhaite-t-il, pour faire frémir les parlementaires : « Et pourquoi ne pas envisager un délai de quatorze ou vingt semaines ? »

Enfin, un dernier argument allait être employé : la mise en cause de la famille.

Cet argument concerne l'aménagement de l'autorisation parentale pour les mineures qui pourront choisir un « adulte référent » si elles ne peuvent obtenir ou ne veulent pas demander une autorisation parentale pour subir une IVG. Ce dispositif mettrait en cause la famille. Toute la critique de cette nouvelle procédure révèle une vision normée de la famille, lieu idyllique où les parents et les enfants dialogueraient naturellement et convivialement de la sexualité. Or on sait que, dans la réalité, il en va tout autrement, dans nombre de cas tout au moins. Donc, l'opposition de droite propose encore une commission qui déciderait à la place de la mineure et « en complémentarité avec les parents ».

Ainsi, un député de cette famille politique déclare à l'Assemblée nationale :

« À la place du référent, nous proposons de regrouper les compétences d'un médecin, d'un psychologue et d'un travailleur social pour aider la jeune fille. L'aide aux parents fait aussi partie de la démarche pour renouer le lien familial et donner à la jeune fille une vision positive de la famille. »

Comment donne-t-on une « vision positive de la famille » à une jeune fille victime d'un inceste et qui voudrait justement se débarrasser des œuvres d'un des hommes de la famille ? Le problème ne semble pas vraiment avoir été envisagé, pas plus que celui des nombreuses maltraitances que subissent des filles au sein de cette famille. On insiste sur le fait que la famille doit toujours être informée. Un autre député de droite l'expose en ces termes à l'Assemblée nationale :

« J'admets certes que les conditions d'un dialogue serein entre les adolescentes et leurs parents ne sont pas toujours réunies et que dans ces cas, la présence d'un adulte référent tiers peut être utile. Mais dans ces cas-là, la famille ne doit pas être court-circuitée. Je souhaite pour ma part qu'elle soit toujours informée. Vous en avez décidé autrement, au risque d'ébranler encore davantage la cellule familiale et de déresponsabiliser un peu plus les parents. »

Comment cette « information » sera-t-elle reçue dans les familles appartenant à des cultures où la virginité est exigée jusqu'au mariage ? A-t-on pensé au sort des jeunes filles dont les parents apprendront qu'elles ont une vie sexuelle et sont enceintes de surcroît ?

La naïveté réelle ou feinte de certains parlementaires de droite en la matière est assez désarmante. Citons encore l'un d'eux :

« Comment imaginer qu'une jeune fille puisse se passer de l'avis de ses parents pour un acte aussi important ? Quel signe adressons-nous à nos enfants si nous les autorisons à faire tout et n'importe quoi sans nous en référer ? »

Malgré quelques débordements et même si l'on a réentendu trop d'arguments dans la continuité de ceux des années 1970 et 1980, le débat (à l'exception des propos de Philippe de Villiers) a eu une meilleure tenue que celui de la période précédente où c'était le fait même de pouvoir avorter qui n'était pas accepté. Aujourd'hui, l'application de la loi Veil a fait son chemin et a convaincu qu'un processus irréversible était à l'œuvre. Le sottisier est tout de même moins fourni qu'alors, et, si l'opposition de droite freine des quatre fers pour ce qui concerne les modifications apportées à la loi, elle ne remet pas en cause le principe lui-même, elle n'a pas tenté de se prononcer pour un retour en arrière par rapport au dispositif en place jusqu'à aujourd'hui. Il n'en va pas de même pour l'extrême droite. Dans son programme présidentiel de 2002, le candidat Jean-Marie Le Pen avait prévu d'inscrire dans la Constitution le « caractère sacré de la vie humaine » et en conséquence l'abrogation des lois sur l'IVG.

Du « si » au « comme »

L'exigence des féministes des années 1970 (« Un enfant si je veux, quand je veux ») est-elle aujourd'hui totalement satisfaite ? Oui pour une large part, mais il ne faut pas oublier que des femmes ayant dépassé le délai de douze semaines sont toujours obligées d'aller avorter à l'étranger, que d'autres, notamment des jeunes, mettent au monde un enfant dont elles ne veulent pas (ce qui peut signifier parfois abandon ou infanti-cide), que la contraception n'est pas encore totalement entrée dans les mœurs si l'on en juge par les 220 000 IVG comptabilisées chaque année.

Mais déjà, et depuis quelque temps déjà, se profile le « comme je veux » à propos de cet enfant que l'on désire mais que l'on ne veut ou que l'on ne peut ni concevoir ni porter, comme l'ont fait les mères et les grand-mères des féministes qui envisagent d'autres formes de liberté.

Des lesbiennes, on l'a dit, demandent à bénéficier d'une IAD. Ce qui leur est refusé en France par des pouvoirs publics qui se défaussent sur la Belgique de cette responsabilité. Ou sur l'insémination avec une seringue remplie du sperme d'un ami homosexuel. Le recours à une mère porteuse est également interdit.

Quant à l'utérus artificiel, ce ne sont même pas les politiques qui ont aujourd'hui à donner leur avis puisque la science ne le propose pas encore clés en main. Quelles seraient les réactions des femmes et des féministes face à cette possibilité, si elle advient un jour ? Certaines y verront la perspective d'une nouvelle libération (échapper à neuf mois de grossesse), d'autres ne renonceront pour rien au monde au plaisir de sentir leur enfant grandir dans leur ventre. L'essentiel est que toutes les possibilités soient offertes. Et *quid* des hommes qui déplorent aujourd'hui le trop grand pouvoir des mères précisément conféré par la grossesse, l'accouchement et l'allaitement ? Pèseront-ils pour que la stricte égalité dans la fabrication de l'enfant, permise par l'utérus artificiel, devienne la solution à leurs problèmes ? On ne demande qu'à les entendre.

Janine MOSSUZ-LAVAU

ADOPTION ET HOMOSEXUALITÉ

*Introduction**

La figure de l'adoption constitue un exemple paradigmatique du rapport entre la logique juridique et la vérité factuelle. Il s'agit cependant d'un cas parmi tant d'autres. La notion de personne morale, la présomption de paternité, les biens immeubles par destination, la déclaration d'absence... constituent des réalités juridiques fondées sur des postulats qui trouvent leur légitimité dans une « convention politique », fruit d'une délibération démocratique. En effet, la loi en décide ainsi parce qu'elle s'accorde à considérer que l'écart des faits réels sert à quelque chose de plus important (la paix des familles, la transmission des biens, l'équité, l'assignation d'une responsabilité...) que la pure vérité factuelle. Le droit peut même s'opposer à la vérité biologique et institutionnaliser un

---

* Le présent chapitre est une version actualisé et simplifiée de l'article « Différence de sexes et adoption : la psychanalyse administrative contre les droits subjectifs de l'individu », cosigné avec Thierry Pitois-Étienne et paru dans la *Revue de droit* de McGill (n° 4, octobre 2004).

« mensonge salutaire ». Il en va par exemple de l'empêchement d'établir une double filiation lorsque l'enfant est issu d'une relation incestueuse[1] ou encore de l'impossibilité de créer un lien de filiation à l'égard d'un tiers donneur de sperme lorsque le couple recourt à l'assistance médicale à la procréation[2]. Autrement dit, le droit en tant que science normative qui traite des objets de l'univers du *devoir être* ne se trouve pas déterminé par les contingences de l'univers de l'*être* (les lois de la biologie, de la physique[3]...).

L'idée juridique de filiation ne se confond pas avec la notion biologique de reproduction. En effet, la dissociation entre engendrement et filiation permet de tracer une ligne de partage entre deux situations qui ne se superposent pas nécessairement. Dans le cas d'un conflit entre ces deux dimensions, le droit fera prévaloir l'une d'entre elles. Entre le fait biologique de la reproduction et l'institution juridique de la filiation, c'est toujours cette dernière qui déterminera la nature et la qualité du lien. La dimension culturelle cristallisée dans la norme juridique ne peut rejoindre la matérialité déterminée par le biologique car le droit n'a pas comme fonction de transcrire une réalité supposée s'imposer à lui. L'accouchement sous X et l'adoption représentent, en ce sens, deux exemples fort significatifs. Ce n'est pas une contrainte naturelle qui noue le lien entre l'adulte et l'enfant, mais une manifestation de

---

1. Art. 334-10 du Code civil français : « S'il existe entre le père et la mère de l'enfant naturel un des empêchements à mariage prévus par les articles 161 et 162 ci-dessus pour cause de parenté, la filiation étant déjà établie à l'égard de l'un, il est interdit d'établir la filiation à l'égard de l'autre. »

2. Art. 311-19 du Code civil français : « En cas de procréation médicalement assistée avec tiers donneur, aucun lien de filiation ne peut être établi entre l'auteur du don et l'enfant issu de la procréation. Aucune action en responsabilité ne peut être exercée à l'encontre du donneur. »

3. Hans Kelsen, *Théorie pure du droit*, Éditions de la Baconnière, 2e édition, 1988.

la volonté. Dans le premier cas, une femme, malgré sa qualité de génitrice et nonobstant l'accouchement, n'a pas le statut de mère. Dans le second, l'adoptant devient parent tout en étant complètement étranger à la « fabrication » génétique et à la gestation de l'enfant.

Cette indépendance du droit par rapport au fait permet au premier d'organiser un régime familial en fonction d'une logique relativement autonome. Certes, les faits peuvent être à l'origine d'un lien juridique, mais il faut encore que cette situation soit prévue par la loi. Ainsi, la possession d'état et l'action en recherche de paternité permettent de construire un lien familial, et, surtout, en cas de conflit de filiation, ces modes d'établissement de la parenté prévalent sur le lien antérieurement établi par déclaration. Il est nécessaire de préciser que, si la possession d'état vient confirmer la volonté préexistante de considérer l'enfant comme étant le sien[1], s'agissant de l'action en recherche de paternité et de maternité, la réalité biologique peut s'imposer même contre la volonté du géniteur à supposer qu'elle soit introduite dans les délais prescrits par la loi[2]. Cependant, la réalité factuelle est mobilisée par le droit pour assigner une filiation paternelle plutôt que maternelle. En effet, l'exception établie par l'article 341-1 du Code civil autorisant la mère lors de l'accouchement à ne pas révéler son identité (accouchement sous X[3]) ou encore par l'article L2212-1 du Code de la santé publique qui fait de l'interruption volontaire de la grossesse un droit subjectif de la

---

1. Art. 311-1 du Code civil : « La possession d'état s'établit par une réunion suffisante de faits qui indiquent le rapport de filiation et de parenté entre un individu et la famille à laquelle il est dit appartenir. La possession d'état doit être continue. »

2. Art. 340 du Code civil : « La paternité hors mariage peut être judiciairement déclarée. La preuve ne peut en être rapportée que s'il existe des présomptions ou indices graves. »

3. Art. 341-1 : « Lors de l'accouchement, la mère peut demander que le secret de son admission et de son identité soit préservé. »

femme même contre la volonté du mari montre bien l'existence d'une dissymétrie entre la volonté féminine, et la contrainte « biologique » masculine[1]. Celle-ci est particulièrement frappante dans le cas d'une contestation de paternité par laquelle la mère peut, après dissolution du mariage et à condition de se marier avec le géniteur, remettre en cause la filiation acceptée par son ancien mari, même si ce dernier savait qu'il n'était pas le géniteur[2]. Ces exemples montrent que des situations biologiques identiques ont des effets différents sur le plan juridique : l'engendrement ne fait pas nécessairement une mère, mais il suffit pour désigner le père, et cela non pas comme la conséquence d'un fait quelconque de la nature, mais par la simple volonté de la loi.

Le droit peut construire ces vérités sans se soucier des formes données par la nature, voire ignorer les données biologiques et génétiques. Ainsi, l'adoption plénière permet de créer un lien de filiation *ex nihilo* entre une personne seule et un enfant. Juridiquement donc, l'enfant est issu d'un parent « social » (homme ou femme) et non pas de deux gamètes (spermatozoïde et ovule). S'il ne nie pas cette réalité, le droit l'efface au profit d'une déclaration de volonté validée par le juge. De même, dans le cas de l'assistance médicale à la procréation avec don de gamète,

---

1. La Cour européenne des droits de l'homme dans un arrêt du 13 février 2003 (*Odièvre c. France*, requête n° 42326/98) a considéré que la loi du 22 janvier 2002 qui conserve le principe de l'accouchement sous X n'est pas contraire aux dispositions de l'article 8 et 14 de la Convention européenne de sauvegarde des droits de l'homme. Dans un autre arrêt du 7 février 2002 (*Mikulic c. Croatie*, Requête n° 53176/99), la même Cour a condamné l'État sur le fondement de l'article 8 de la Convention parce que sa législation ne contenait aucune disposition permettant de vaincre le refus du supposé géniteur à se soumettre à un examen génétique.

2. Art. 318 du Code civil : « Même en l'absence de désaveu, la mère pourra contester la paternité du mari, mais seulement aux fins de légitimation, quand elle se sera, après dissolution du mariage, remariée avec le véritable père de l'enfant. »

la loi interdit d'établir un lien de filiation entre l'auteur de ce don et l'enfant à naître. Dans le premier exemple, le droit nie la réalité biologique[1], dans le second, il tente de l'imiter en cachant soigneusement, pour ce faire, la vérité de l'engendrement.

Le droit jouit donc d'une énorme flexibilité au moment d'assigner un enfant à un couple, voire à un individu. Ainsi, avec l'adoption monoparentale, la loi permet de construire un lien de filiation sans référence à la double assignation maternelle et paternelle comme le voudrait l'ordre biologique. De même, la norme juridique ignore certains caractères de l'adoptant. Peu importe que celui-ci soit français ou étranger, qu'il soit athée ou croyant, qu'il soit homme ou femme, la loi réclamera seulement que l'adoptant offre des garanties objectives sur le plan éducatif, familial et psychologique pour élever un enfant[2].

Malgré le refus de la loi à définir *a priori* l'identité du candidat adoptant, l'administration et la justice considèrent que son homosexualité constitue un obstacle à son projet parental. Si certains conseils généraux et certains tribunaux administratifs permettent l'adoption d'un enfant indépendamment de l'orientation sexuelle du demandeur, le contentieux à un plus haut niveau se règle contre le candidat homosexuel, et cela malgré ses capacités matérielles et morales. Il s'agit bien d'un raisonnement universel, d'un principe qui s'applique *in abstracto*, à toute personne du seul fait de sa sexualité. Alors que le droit commun de la filiation n'empêcherait pas l'établissement d'un lien entre une personne homosexuelle et un enfant, la jurisprudence a créé une *conditio filiationii* nouvelle,

---

1. Au point d'accepter par exemple qu'une femme célibataire ménopausée puisse adopter un enfant.
2. Article 4 du décret du 1er septembre 1998 relatif à l'agrément des personnes qui souhaitent adopter un pupille de l'État ou un enfant étranger.

étrangère à la tradition civiliste : la différence des sexes. Une telle condition présuppose que le droit doit, sinon se fonder, tout au moins s'inspirer du modèle biologique de la reproduction, et cela souvent au détriment du vécu et de la volonté des personnes. La jurisprudence administrative exigera, au nom de l'intérêt de l'enfant, le double référent masculin-féminin.

Pourtant, historiquement, l'adoption a toujours été envisagée comme une institution permettant d'échapper aux contraintes biologiques ou anthropologiques de la différence des sexes et même de la différence des générations[1]. Cette constante dans les différents systèmes juridiques de filiation qui ont précédé notre droit contemporain fera l'objet d'un premier développement puis, à travers l'analyse de la jurisprudence du Conseil d'État et de la Cour européenne des droits de l'homme, il sera démontré comment la voie prétorienne opère une rupture majeure avec le droit commun de la filiation. Enfin, quelques exemples étrangers démontrent qu'il est possible encore de fonder un système juridique de filiation indépendant de la réalité biologique.

Aperçu historique sur la place de l'adoption
dans le droit commun de la filiation

Les ethnologues s'accordent à dire que l'adoption est une façon très répandue de se fabriquer une parenté, et les historiens du droit rappellent également qu'elle a largement été pratiquée dès la plus haute Antiquité pour construire une filiation[2]. En

---

1. En droit romain, un grand-père pouvait adopter comme fils son petit-fils.

2. Pour une analyse historique critique de l'évolution de la morale familiale en Occident, voir l'excellent livre de Remi Lénoir : *Généalogie de la morale familiale*, Seuil, 2003.

Mésopotamie ancienne, l'adoption permettait de se choisir un fils ou une fille, un beau-fils ou une belle-fille, un frère ou une sœur, un père, etc. Sa finalité obéissait tout aussi bien au souci d'assurer une descendance, ou d'affranchir un esclave, que de choisir une épouse à son fils. Les Hébreux connaissent aussi cette institution pour pallier l'infertilité et satisfaire ainsi à l'injonction divine de croître et de se multiplier. La Grèce antique pratique l'adoption pour garantir la postérité, mais le droit d'adopter n'appartient qu'à l'homme libre, au citoyen, à l'exclusion des exilés, des femmes, des enfants ou des esclaves, bref de tous ceux qui ne peuvent pas disposer de leur patrimoine. On retrouve surtout l'adoption à Rome où elle est perçue comme une modalité commune de la filiation civile. La loi des « douze tables » en fait la garantie de la descendance pour assurer la perpétuation du culte des ancêtres. Les compilations de l'empereur Justinien lui consacrent de larges développements en distinguant essentiellement l'adoption simple, qui permet le passage d'un enfant mineur de la puissance paternelle du père naturel sous celle du père adoptif, et l'adrogation, acte par lequel un citoyen émancipé se place sous la puissance paternelle d'un autre citoyen.

Mode courant d'intégration familiale, l'adoption permet aussi de bouleverser l'ordre des successibles, notamment en évinçant un fils émancipé dont on craint le remariage. Quant à l'adrogation, elle permet l'intégration de l'adopté et des siens dans une famille dont ce dernier recherche les « avantages socioprofessionnels », tel un patricien adrogé par un plébéien pour obtenir l'accès à une fonction dévolue exclusivement à ce second groupe social : tribun du peuple. Jusqu'à la chute de l'Empire romain, la capacité d'adopter n'est reconnue qu'au *pater familias*.

Influencé par les préceptes de l'Église qui exalte la supériorité de la parenté spirituelle sur celle de la chair, Byzance conservera cette parenté volontaire au-delà du IXe siècle dans la mesure où elle est jointe au baptême. Elle l'étend même à des catégories d'individus jusqu'alors exclus au nom de cette même supériorité de la parenté spirituelle.

Glissant vers le parrainage, l'adoption perd progressivement sa signification au Moyen Âge. Dans L'Occident chrétien, au tournant des Xe et XIIe siècles, la féodalité modifie la loi successorale en favorisant les enfants par le sang au détriment des enfants adoptifs incapables de succéder. Ne permettant plus la transmission patrimoniale, l'adoption ne subsiste que comme une institution charitable assurée par les hôpitaux et l'Église.

Mais, avec la modernité, les philosophes du droit naturel rappellent que les liens sociaux ne reposent plus sur la base de la volonté divine ou de l'hérédité, mais sur une décision libre des individus. Envisagé désormais comme création de l'esprit humain, le droit permet de repenser les liens sociaux à partir de l'individu, et cette perspective nouvelle bouleverse la représentation médiévale du lien familial, désormais conçu et vécu autour de lui. La parenté et la filiation n'ont plus l'évidence des liens du sang, mais obéissent d'emblée à la loi du sentiment, et Montaigne de rappeler que l'on engendre par « l'âme et qui sont les enfantements de notre esprit[1] ». Aussi, des jurisconsultes tels Bodin au XVIe siècle, Prost de Royer au XVIIIe siècle redécouvrent l'institution romaine de l'adoption tombée en désuétude au Moyen Âge et réclament, dans leurs traités et dictionnaires, ce droit

---

1. À la fin de sa vie, Michel de Montaigne renonça à la solitude et à la compagnie de l'âme dont il avait fait l'éloge au livre premier de ses *Essais*, en adoptant Mlle de Gournay.

naturel de donner le nom de fils à celui que le cœur préfère[1].

Répondant à cette demande, la Révolution française va restaurer l'adoption par un décret du 18 janvier 1792 sans en préciser toutefois le régime juridique. Celui-ci sera posé douze ans plus tard avec le Code Napoléon. Cette forme d'adoption ne permettait toutefois d'établir un lien de filiation qu'entre deux majeurs ; il faudra attendre une loi du 19 juin 1923 pour que l'adoption d'enfants mineurs soit autorisée.

L'état actuel du droit

Depuis 1966, la loi permet indistinctement à tout individu[2], célibataire ou engagé dans les liens du mariage et non séparé de corps, d'adopter, mais, dans ce dernier cas, le consentement du conjoint est nécessaire[3]. De même, elle permet aux couples mariés d'adopter un enfant[4], une telle possibilité n'étant pas ouverte aux couples de concubins, ni aux couples unis par un pacte civil de solidarité (PaCS).

Procédant par degré d'intégration, l'adoption en droit français peut être simple ou plénière. Dans le premier cas, le lien de filiation adoptive ne se substitue pas à la filiation biologique, il se juxtapose et permet à l'adopté, mineur ou majeur, de conserver le lien

---

1. Prost de Royer, *Dictionnaire de jurisprudence et des arrêts*, art. « Adoption », t. III, Imprimerie d'Aimé de La Roche, 1783, p. 93-119.

2. O. Laget, « L'adoption par une personne seule », thèse de doctorat en droit, Lyon-II, 1972.

3. Art. 343-1, alinéa 2 du Code civil : « Si l'adoptant est marié et non séparé de corps, le consentement de son conjoint est nécessaire à moins que ce conjoint ne soit dans l'impossibilité de manifester sa volonté. »

4. Art. 343, alinéa 1 du Code civil : « L'adoption peut être demandée par deux époux non séparés de corps, mariés depuis plus de deux ans ou âgés l'un et l'autre de plus de 28 ans. »

avec sa famille d'origine, qu'il s'agisse des droits successoraux ou de la conservation du nom patronymique. Il faut cependant souligner que, pour les enfants mineurs, l'autorité parentale est dévolue aux parents adoptifs, excluant par conséquent tout partage dans son exercice avec les parents par le sang. Bien qu'il n'y ait pas à l'heure actuelle une impossibilité pour les homosexuels de recourir à l'adoption simple, il faut néanmoins rappeler que la jurisprudence et la doctrine condamnent cette pratique dès lors qu'elle vise à institutionnaliser une relation de couple[1].

L'adoption plénière est en France celle du droit commun. À la différence de l'adoption simple, elle se substitue à toute filiation antérieure, elle est irrévocable, et l'enfant perd tous les liens avec sa famille d'origine à l'exception de la figure de l'adoption de l'enfant du conjoint[2].

Ces deux modèles d'adoption obéissent donc à des régimes juridiques propres. En outre, dans le cas de l'adoption plénière, qui concerne les enfants de moins de quinze ans, pupilles de l'État ou abandonnés judiciairement, ou encore étrangers, celle-ci n'est prononcée judiciairement qu'à l'issue d'un contrôle administratif portant sur les conditions d'accueil offertes

---

1. Avant l'adoption du PaCS et face à l'impossibilité d'organiser la vie commune, certains couples de même sexe recouraient à l'adoption simple pour assurer la transmission successorale. Cette pratique a été condamnée par la jurisprudence (CA de Riom, 9 juillet 1981, JCP 1982 II, 19799, note Almayrac, publié également à la *Rev. trim. dr. civ*. 1984, 306, obs. Rubellin-Devichi ; Jugements du trib. gr. inst. Paris 3 février et 3 novembre 1982, publiés en annexe de la chronique de P. Raynaud, « Un abus de l'adoption simple : les couples adoptifs » : *Dalloz*, 1983, chr. 39).

2. Art. 356 du Code civil : « L'adoption confère à l'enfant une filiation qui se substitue à sa filiation d'origine : l'adopté cesse d'appartenir à sa famille par le sang, sous réserve des prohibitions au mariage visées aux articles 161 à 164. Toutefois l'adoption de l'enfant du conjoint laisse subsister sa filiation d'origine à l'égard de ce conjoint et de sa famille. Elle produit, pour le surplus, les effets d'une adoption par deux époux. »

par le demandeur sur les plans familial, éducatif et psychologique, lequel est sanctionné par la délivrance d'un agrément. Celui-ci apparaît ainsi comme un contrôle *a priori* qui permettrait de vérifier l'aptitude à adopter du candidat quand bien même ce dernier aurait la capacité juridique à le faire. Contrairement à la plénière, l'adoption simple ne requiert pas d'agrément préalable, et le juge la prononce après avoir vérifié que les parents remplissent les conditions légales, c'est-à-dire, pour l'essentiel, qu'ils soient âgés de plus de vingt-huit ans ou qu'ils soient mariés depuis plus de deux ans[1].

Concernant l'adoption plénière, elle n'est pas ouverte aux couples de même sexe puisqu'ils ne peuvent pas accéder au mariage. Pour les individus, lesbiens ou gays, la situation n'est pas plus favorable car la jurisprudence administrative considère que l'homosexualité de l'adoptant peut constituer un obstacle légitime à l'adoption d'un enfant.

Émergence sociale d'une « parenté homosexuelle »

Pendant longtemps, les parents gays et lesbiens ont été confrontés aux différents problèmes liés à la filiation. Qu'il s'agisse de la garde de leurs propres enfants, du droit de visite lors d'un divorce ou de l'exercice de l'autorité parentale, la justice a tranché contre le père ou la mère homosexuelle dans de nombreux contentieux familiaux[2]. Ainsi, la cour d'appel de Paris a transféré la garde des enfants, initialement attribuée à la mère, au père « pour des raisons psychologiques » et parce qu'elle « reçoit fréquemment son amie en présence des

---

1. À l'exception de l'adoption de l'enfant du conjoint.
2. D. Borrillo, « La protection juridique des nouvelles formes familiales : le cas des familles homoparentales », *Mouvements,* n° 8, mars-avril 2000, p. 54-59.

enfants » alors que le père offre « un plus grand facteur d'équilibre que le pseudo-foyer de la mère avec la présence intermittente de son amie[1] ». De même, la cour d'appel de Grenoble considéra que « la relation homosexuelle entretenue par la mère à son domicile ayant entraîné une perturbation psychologique des enfants constitue le motif grave exigé par l'article 292 CC pour modifier l'attribution de l'autorité parentale en confiant celle-ci au père[2] ». Ou encore, la cour d'appel de Rennes a dénié à un père la faculté d'exercer l'autorité parentale sur ses enfants dans la mesure où « ses relations homosexuelles sont immorales et incompatibles avec l'exercice de l'autorité parentale sur des jeunes mineures, cela étant contraire à l'intérêt de leur santé, de leur moralité, de leur éducation et de leur scolarité[3] ».

Un arrêt de la Cour européenne des droits de l'homme mettra fin à cette jurisprudence en considérant que le refus opposé à un père homosexuel à l'exercice de ses droits parentaux est contraire au respect de la protection de la vie privée et familiale (art. 8), et constitue une discrimination contraire à l'article 14 de la Convention européenne des droits de l'homme[4].

La nouveauté de la situation actuelle n'est pas tant la reconnaissance d'une vie familiale préexistante, acquise depuis l'arrêt *Salgueiro da Silva*, que l'institutionnalisation des liens de filiation *ex nihilo*. À cet effet, l'organisation des homosexuels autour d'associa-

---

1. CA Paris, 1er ch., section des urgences, 16 mars 1984, juris-data n° 022604.

2. CA Grenoble, ch. des urgences, 20 juillet 1988, juris-data n° 88-44724.

3. CA Rennes, 6e ch., section 1, 27 septembre 1989, juris-data n° 048660.

4. CEDH, « Salgueiro da Silva Mouta c./Portugal », 21 décembre 1999, Rec. n° 33290/96 (http://www.echr.ceu.int/hudoc). Pour une étude approfondie de cette évolution, voir la thèse de Thomas Formond, *Les Discriminations fondées sur l'orientation sexuelle en droit privé*, université de Paris-X-Nanterre, 2002.

tions ayant pour objectif la pleine reconnaissance des droits familiaux, en particulier ceux concernant la filiation, permet la mise en place d'une revendication politique. L'association de parents gays et lesbiens (APGL) créée en 1986 compte aujourd'hui près de plus de mille cinq cents membres. Malgré son action politique, elle n'a pas réussi à introduire dans le PaCS les droits de filiation pour les couples de même sexe. Elle s'est vu même refuser son entrée à l'Union nationale des associations familiales et a été exclue du Conseil supérieur de l'information sexuelle[1].

Pourtant, d'après les sondages, 7 % d'homosexuels et 11 % de lesbiennes sont actuellement parents, et 30 % souhaitent le devenir. Malgré cette demande croissante, le droit demeure sourd à la question. En effet, les lois dites bioéthiques de 1994 interdisent aux femmes célibataires l'accès aux procréations médicalement assistées. Seul le couple hétérosexuel stérile et en âge de procréer peut y prétendre[2]. L'adoption plénière conjointe est réservée aux couples mariés, et la maternité de substitution est une activité prohibée expressément par la loi française. De nombreuses lesbiennes vont donc se faire inséminer dans les hôpitaux belges, espagnols ou anglais, et des couples gays français signent, outre-Atlantique, des contrats de maternité de substitution afin de concrétiser un projet parental. Malgré les actions régulières et constantes de

---

1. Pascale Krémer, « Le Conseil supérieur de l'information sexuelle fermé aux gays », *Le Monde*, 16 septembre 2002.
2. Art. L. 2141-2 du Code de la santé publique : « L'assistance médicale à la procréation est destinée à répondre à la demande parentale d'un couple. Elle a pour objet de remédier à l'infertilité dont le caractère pathologique a été médicalement diagnostiqué. Elle peut aussi avoir pour objet d'éviter la transmission à l'enfant d'une maladie d'une particulière gravité. L'homme et la femme formant le couple doivent être vivants, en âge de procréer, mariés ou en mesure d'apporter la preuve d'une vie commune d'au moins deux ans et consentants préalablement au transfert des embryons ou à l'insémination. »

ces associations de défense des droits des homosexuels, le Pacte civil de solidarité ne modifie nullement les règles qui gouvernent la filiation. Seul le couple hétérosexuel peut devenir parent, et, d'aucune manière, notre système juridique ne permet une double assignation masculine ou féminine à l'enfant[1]. Mais, comme nous l'avons déjà souligné, au-delà de la question du couple homosexuel, c'est la faculté même de l'individu à accéder à la filiation adoptive qui semble remise en cause par la jurisprudence aussi bien française qu'européenne.

Refus du Conseil d'État

À compter des années 1990, cette inscription de la filiation dans « l'ordre procréatif » fondé sur la différence des sexes va progressivement transparaître dans le contrôle administratif des conditions d'accueil du demandeur lors de la délivrance de l'agrément. Les présidents des conseils généraux, chargés de cette délivrance, vont rejeter les demandes présentées par des célibataires, hommes ou femmes, en critiquant le caractère monoparental du projet d'adoption[2].

Pourtant, le Conseil d'État avait décidé en 1991 d'élargir son contrôle sur les refus d'agrément afin de censurer toute erreur d'appréciation même non manifeste des conseils généraux tentés de choisir, parmi les candidats à l'adoption, ceux qui répondraient au

---

1. Il convient toutefois de souligner l'initiative parlementaire du député Noël Mamère du parti des Verts qui le 20 mars 2002 a déposé à l'Assemblée nationale une proposition de loi (3671) tendant à permettre aux couples non mariés d'adopter conjointement un enfant. Cette proposition n'a cependant pas été débattue et a été renvoyée à la commission des lois.

2. Décision du président du conseil général des Yvelines du 2 mars 1988, sous CE 4 novembre 1991, Rec. EBON, p. 372-373. En l'espèce, la demande d'agrément était présentée par une enseignante.

modèle biparental de la famille[1]. Ainsi, le 24 avril 1992, le Conseil d'État annule le refus d'agrément opposé à un homme pour lequel l'Administration avait relevé les « tendances homosexuelles refoulées », dès lors qu'aucun élément précis de nature à faire craindre pour l'intérêt de l'enfant ne fût invoqué[2]. Toutefois, cette décision contient déjà les limites de la sollicitude du juge administratif à l'égard des célibataires gays ou lesbiens : l'orientation sexuelle ne constitue pas un obstacle à la condition d'être cachée.

Dès 1994, les juridictions administratives opèrent un revirement de jurisprudence en consacrant le principe de la famille biparentale suggéré par le discours des assistants sociaux, des psychologues ou des psychiatres chargés d'instruire la demande d'agrément, discours qui définit la construction psychique de l'enfant par référence au masculin et au féminin. Ainsi, le 18 février 1994, le Conseil d'État valide un refus d'agrément en relevant que le projet d'adoption de la demanderesse révèle une « absence d'image paternelle », l'enfant étant désiré comme « un moyen de mettre fin à la solitude[3] ». De même, la cour administrative d'appel de Paris approuve le 25 février 1996 le refus d'agrément opposé par l'Administration à une femme célibataire qui, par sa conception personnelle de la vie, « voulait éviter de prendre le risque d'un échec d'une relation de couple et occultait ainsi pour l'enfant la fonction paternelle ou sa représentation[4] ». Plus significatif est l'arrêt du Conseil d'État du 25 octobre 1995, qui annule le

1. CE Sect. 4/11/1991, M. et Mme H., Département des Yvelines c/Melle L., M. et Mme C., Rec. p. 361, 372, et 373, concl. Patrick Hubert, p. 362 et suiv.

2. CE, 24/04/1992, M. T., Rec. Tables, 718, Rev. Adm. 1992, 328, Obs. H. Ruiz-Fabri.

3. Conseil d'État, 18 février 1994, *Mme Francous*, Rec. CE, p. 79 ; D 1994, IR p. 78.

4. Cour administrative d'appel, Paris, 25 février 1996, *Dpt de Seine-Saint-Denis*.

refus d'agrément dans la mesure où la demanderesse, au vu des comptes rendus d'entretien des enquêteurs, n'était « pas opposée à la présence du père au sein de la cellule familiale[1] ». Désormais, l'adoptant est tenu soit de vivre en couple lors de la demande d'adoption, soit de s'engager à terme dans une vie familiale, et c'est à ce titre seulement que l'adoption par un célibataire est admise par la jurisprudence.

Ce n'est pas par hasard que le changement de jurisprudence a lieu dans l'année 1994. En effet, cette année, le Parlement français après un long débat adopte définitivement les lois dites bioéthiques au sein desquelles la question de la procréation médicalement assistée prend une place capitale. Pour la première fois, la loi définit le couple comme étant l'union d'un homme et d'une femme, et, pour avoir accès à la procréation artificielle, ceux-ci doivent être en âge de procréer et avoir prouvé la stérilité d'au moins un des membres. Cette disposition aura des conséquences qui vont au-delà de la simple technique d'assistance médicale à la procréation pour atteindre l'ensemble de la logique juridique de la filiation[2].

Le 9 octobre 1996, le Conseil d'État réaffirme sa doctrine en allant encore plus loin dès lors que le candidat révèle son homosexualité[3]. En l'espèce, le

---

1. Conseil d'État, 27 octobre 1995, *Dpt de Saône-et-Loire*, n° 161788.

2. Le 25 novembre 1999 dans une étude officielle, le Conseil d'État rappelle que « la loi a interdit la maternité de substitution, l'accès à l'AMP aux couples homosexuels ou aux femmes n'étant plus en âge de procréer. L'objectif n'a pas été de consacrer un certain ordre moral mais de donner à l'enfant à naître l'environnement affectif le plus naturellement susceptible d'assurer son épanouissement et de rejeter corrélativement toute reconnaissance d'un quelconque droit à l'enfant », *Les Lois de bioéthique : cinq ans après*, La Documentation française, 1999, p. 32.

3. Pour une analyse plus approfondie, voir l'article de D. Borrillo et Th. Pitois, « Adoption et homosexualité : une analyse critique de l'arrêt du Conseil d'État du 9 octobre 1996 », Homosexualités et Droit, PUF, 2ᵉ édition 1999.

demandeur à l'agrément, professeur de physique au Lycée français de Londres, tuteur de l'enfant de l'un de ses amis décédés, n'avait pas masqué son homosexualité devant l'enquêteur social, déclarant même entretenir une liaison stable avec un homme habitant à Paris et projetant de vivre avec ce dernier à son retour en France. Nonobstant les qualités du demandeur et la promesse d'une présence féminine régulière et amicale dans l'entourage de l'enfant, l'Administration refuse de délivrer l'agrément. Le Conseil d'État valide ce refus en relevant « qu'eu égard à ses conditions de vie et malgré des qualités humaines et éducatives certaines, le demandeur ne présentait pas des garanties suffisantes sur les plans familial, éducatif et psychologique pour accueillir un enfant adopté[1] ». Un des arguments mis en avant par le commissaire du gouvernement pour justifier le refus d'agrément a été précisément la règle qui gouverne l'assistance médicale à la procréation, juridiquement réservée aux unions hétérosexuelles.

Par deux arrêts du 12 février 1997[2], le Conseil d'État confirme cette solution pour une femme homosexuelle en reprenant mot à mot la même motivation.

Cette jurisprudence n'a pas été remise en cause par la loi du 15 novembre 1999, qui consacre avec le PaCS les unions de même sexe[3] (pas d'adoption

---

1. Conseil d'État, 1ʳᵉ et 4ᵉ sous-sections réunies, 9 octobre 1996, req. n° 168342 ; *Dpt de Paris*, JCP 1997, édition G, jurisprudence, 22766, p. 34-38.
2. Conseil d'État, 12 février 1997, arrêt *Parodi* n° 161454 et arrêt *Bettan* n° 161455, comm. du gouv. Mme Maugüé.
3. L'article 515-1 nouveau du Code civil définit le Pacte civil de solidarité comme un contrat conclu par deux personnes physiques majeures, de sexe différent ou de même sexe, pour organiser leur vie commune. L'article 515-8 du même Code définit le concubinage comme « une union de fait, caractérisée par une vie commune présentant un caractère de stabilité et de continuité entre deux personnes de sexe différent, ou de même sexe, qui vivent en couple ».

conjointe, pas d'adoption de l'enfant du conjoint, pas d'autorité parentale partagée, pas d'accès à l'AMP[1]).

Deux décisions rendues en octobre et décembre 2000 par les cours administratives d'appel de Douai et de Nancy[2] reprendront à l'identique la motivation de principe du Conseil d'État. La jurisprudence administrative s'obstine à réduire la filiation adoptive à une imitation de la reproduction sexuée, modélisée grâce au discours anthropologique et psychanalytique de la différence des sexes, dont la finalité avouée est de figer durablement le champ de la parenté, du moins en France, dans un carcan immuable parce que posé comme universel et invariable en tout temps et en tout lieu[3].

La question a finalement été soumise à la Cour européenne des droits de l'homme par Philippe Fretté qui, dans l'arrêt du Conseil d'État précité, s'était vu confirmer le refus d'agrément opposé par l'Administration. Soutenant devant la Cour que la jouissance du droit au respect de la vie privée et familiale reconnue par l'article 8 de la Convention devait être assurée sans distinction aucune reposant notamment sur le sexe (article 14), le requérant s'était prétendu victime d'une discrimination fondée sur son orientation sexuelle. Par un arrêt du 26 février 2002, la Cour de Strasbourg, à la majorité de 4 voix sur 7, a confirmé la légitimité du refus d'agrément opposé par la France. Tout

---

1. La situation s'est à certains égards aggravée car en vertu de la jurisprudence du Conseil d'État beaucoup d'individus pacsés occultent cette situation par peur de ne pas obtenir l'agrément.

2. CAA, Douai 26 octobre 2000. « Carbonnier et Galat c. Dép. du Nord » arrêt n° 97DA01790, www. Jurifrance. com et CAA Nancy 21 décembre 2000 « Emmanuelle X c. Dép. Jura », Le Dalloz, 2001, n° 20 Jurisprudence p. 1575.

3. Pour une analyse du discours expertal, voir Eric Fassin, « La voix de l'expertise et les silences de la science dans le débat démocratique », *in* D. Borrillo et E. Fassin, *Au-delà du PaCS*, PUF, 2ᵉ édition, 2001.

d'abord, elle considère que la décision de refus reposait de manière déterminante sur l'homosexualité déclarée du demandeur. Néanmoins, elle estime que la décision de rejet poursuivait un but légitime : « protéger la santé et les droits de l'enfant adoptable ». Enfin, elle déclare que ce traitement différentié était objectivement et raisonnablement justifié par :

> *1) « l'existence d'une grande marge d'appréciation au profit des États contractants en la matière compte tenu de l'absence de communauté de vue sur la question »,*
> *2) « la division de la communauté scientifique sur les conséquences éventuelles de l'accueil d'un enfant par un ou des parents homosexuels »,*
> *3) « les profondes divergences des opinions publiques nationales et internationales »,*
> *4) « l'insuffisance du nombre d'enfants adoptables par rapport aux demandes ».*

Cette décision est critiquable à plusieurs titres.

Tout d'abord, s'agissant du but légitime poursuivi, la CEDH considère implicitement que l'homosexualité constitue une menace pour la santé et les droits de l'enfant sans que l'on sache sur quoi repose cette affirmation de principe puisque l'arrêt ne s'attache pas à la justifier par des arguments de fait ou de droit. Allant jusqu'au bout de la logique implicite de la Cour, cet argument reviendrait donc à regarder l'homosexualité, sinon comme une maladie, du moins comme une situation susceptible de perturber l'enfant, voire de le conditionner dans son orientation sexuelle, laquelle devrait prendre la forme « saine » de l'hétérosexualité. Cette incitation à devenir hétérosexuel semble pour le moins extravagante. Un État démocratique n'a pas à privilégier une sexualité en particulier de même qu'il n'a pas à faire prévaloir une race ou une religion déterminée. Qu'ils soient caucasiens ou noirs, athées ou croyants, homosexuels ou hétérosexuels, tous les citoyens méritent le même traitement devant la loi.

De surcroît, l'interprétation faite par la Cour de la « communauté de point de vue sur la question » est discutable. L'ensemble des États membres du Conseil de l'Europe qui reconnaissent un droit individuel à l'adoption ne l'interdit pas expressément aux homosexuels. En ce sens et d'après le principe selon lequel ce qui n'est pas défendu par la loi est admis, on peut affirmer qu'il existe bien une communauté de points de vue consistant à ne pas subordonner le droit d'adopter à l'orientation sexuelle de l'adoptant.

Concernant le deuxième argument relatif à « *la division de la communauté scientifique sur les conséquences éventuelles de l'accueil d'un enfant par un ou des parents homosexuels* », il n'est soutenu par aucun travail scientifique. Alors que le requérant, lors des débats, a soumis le résultat de plusieurs études, l'État français s'est simplement limité à mettre en avant une controverse scientifique inexistante. En effet, une ample majorité d'enquêtes prouve que l'orientation sexuelle des parents est sans incidence sur la psychologie de l'enfant[1]. En 1995, un rapport de l'Association américaine de psychologie avait déjà conclu que, sur 43 études effectuées aux États-Unis, aucune n'avait décelé des troubles particuliers chez les enfants issus de parents homosexuels ou élevés dans des familles homoparentales[2]. La même année, une étude anglaise sur des jeunes adultes issus de familles monoparentales, dont la moitié avaient été élevés par des mères hétérosexuelles et l'autre moitié par des mères lesbiennes, a montré qu'il n'existait aucune différence entre les deux groupes ni quant à

---

1. Fiona L. Tasker et Susan Golombok, *Grandir dans une famille lesbienne. Quels effets sur le développement de l'enfant ?*, ESF éditeur, coll. « La vie de l'enfant », traduit de l'anglais par Valérie Pénicaut, 2002.
2. www.apa.org

la fréquence des problèmes psychologiques, ni quant à la proportion d'homosexuels. L'Académie américaine de pédiatrie, qui regroupe 55 000 praticiens, est formelle lorsqu'elle considère qu'il n'existe aucun fondement scientifique permettant d'exclure un individu ou un couple homosexuel d'un projet parental[1]. La thèse de doctorat en médecine soutenue par Stéphane Nadaud sur les enfants élevés par des familles homoparentales arrive aux mêmes conclusions[2]. De plus, une commission d'experts mise en place par le gouvernement suédois en 1999 a analysé les conclusions de 40 études internationales ainsi que les résultats d'une enquête *ad hoc* commandée pour la Suède. Ce sont justement ces études qui ont mené cette commission à recommander non seulement l'ouverture de l'adoption aux couples de même sexe, mais également l'accès à l'assistance médicale à la procréation pour les femmes seules ou en union avec une autre femme[3].

Le troisième argument fondé sur la divergence dans les opinions publiques nationales et internationales avancé par la CEDH semble pour le moins léger. Le sentiment populaire peut, certes, inspirer les mœurs ou les normes informelles des sociétés, mais il ne doit nullement s'ériger en source du droit. La démocratie d'opinion est étrangère aux principes qui gouvernent la création et l'application de la norme juridique.

---

1. Emmanuelle Jardonnet, « Homoparentalité et intérêt de l'enfant », *Le Monde*, 25 juin 2002.

2. « Approche psychologique et comportementale des enfants vivant en milieu homoparental. Étude sur un échantillon de 58 enfants élevés par des parents homosexuels », Thèse pour le diplôme d'État de docteur en médecine, université Bordeaux-II, 2000.

3. *Children in Homosexual Families*, « Report from the Commission on the Situation of Children in Homosexual Families », Graphium/Norstedts AB, Stockolm 2001 (www.fritzes.se). Suite à ces recommandations, le Parlement a adopté une loi le 6 juin 2002 (entrée en vigueur en février 2003) autorisant l'adoption par les couples homosexuels.

Enfin, la thèse relative au faible nombre d'enfants adoptable semble discutable aussi bien sur le fond que sur la forme. Sur le fond d'abord puisqu'il n'est pas permis de subordonner la jouissance d'un droit à son exercice effectif. Par exemple, le droit de propriété n'est pas fonction de la disponibilité immobilière dans le marché, de même que la liberté de circulation ne peut pas dépendre du nombre de compagnies aériennes. Certes, un droit abstrait qui ne trouverait jamais sa matérialisation reste lettre morte, mais, pour revenir aux arguments de la Cour, si les enfants adoptables sont rares en Europe occidentale, ils sont nombreux ailleurs dans le monde à attendre une famille. En effet, une étude de l'Unicef montre qu'il existe aujourd'hui plus de dix millions d'enfants complètement orphelins susceptibles d'être adoptés[1].

L'ensemble des arguments développés par la Cour qui justifient selon elle un traitement discriminatoire envers les homosexuels semble donc peu pertinent. De surcroît, le principe relatif au « rapport raisonnable de proportionnalité entre les moyens employés et le but visé » n'est pas respecté. Certes, l'intérêt de l'enfant doit primer sur le droit des adultes, mais cet objectif visé par la décision de la Cour est atteint au prix de l'exclusion totale et absolue de l'ensemble des parents adoptifs gays et lesbiens. En effet, cet arrêt ne se prononce pas sur le sort d'un enfant spécifique mais sur tous les enfants susceptibles d'être adoptés. Il ne se réfère pas non plus à un candidat, mais, à travers lui, l'arrêt vise l'ensemble des homosexuels prétendant à l'adoption. Désormais, on peut considérer que, d'une façon générale et abstraite, l'homosexualité constitue une barrière légitime au droit d'adopter un enfant.

Cette décision est d'autant plus étonnante qu'elle revient sur ce que cette même Cour avait décidé le

---

1. « Children on the brink 2002 ».

21 décembre 1999 dans l'affaire *Salgueiro da Silva Mouta c. Portugal*. Certes, dans ce cas il s'agissait de l'exercice de l'autorité parentale d'un père homosexuel qui, en raison des agissements de son ex-femme, s'en trouvait privé. À cette occasion, la Cour de Lisbonne avait donné raison à l'épouse en considérant qu'un enfant « doit vivre au sein d'une famille traditionnelle portugaise » et que celui-ci « ne doit pas grandir à l'ombre des situations anormales ». La Cour européenne condamne le Portugal en relevant que la différence de traitement effectuée par la Cour de Lisbonne était « dictée par des considérations tenant à l'orientation sexuelle du requérant, distinction qu'on ne saurait tolérer d'après la Convention[1] ».

En 1994, le Parlement européen s'était déjà prononcé dans le même sens. Dans une résolution du 8 février, il invitait la Commission à présenter un projet de recommandation sur « l'égalité des droits des homosexuels et des lesbiennes, afin notamment de mettre un terme à toute restriction à leurs droits à être parents ou à adopter et élever des enfants ».

L'incidence de la décision européenne
sur la jurisprudence du Conseil d'État

Depuis l'arrêt Fretté, le Conseil d'État a été amené à statuer sur la validité du refus d'agrément opposé à une jeune femme engagée dans une relation homosexuelle stable. Par un arrêt du 5 juin 2002[2], la juridiction administrative a confirmé le refus d'agrément en se fondant sur trois arguments pour le moins discuta-

---

1. CEDH, Quatrième Session, Affaire *Salgueiro da Silva Mouta c. Portugal* (Requête n° 33290/96).
2. CE, 5 juin 2002, affaire E. Berthet contre décision du conseil général du Jura, Req. n° 230533, AJDA juillet-août 2002, p. 615-623.

bles. Tout d'abord, le Conseil d'État estime que, si l'article 343-1 du Code civil ouvre l'adoption aux célibataires, une telle faculté n'interdit pas à l'autorité administrative de rechercher si le candidat adoptant offre dans sa famille ou son entourage une « image ou un référent » paternel ou maternel. L'arrêt considère même que, ce faisant, l'Administration ne commet pas d'erreur de droit. En effet, cette recherche trouve sa légitimation dans l'obligation de vérifier si les « conditions d'accueil du demandeur sur les plans familial, éducatif et psychologique correspondent aux besoins et à l'intérêt d'un enfant adopté[1] ». Or, à supposer que la présence d'une image ou d'un référent paternel ou maternel constitue une condition d'accueil sur le plan familial, ni l'autorité administrative ni le Conseil d'État ne se sont attachés à relever en quoi E. Berthet refusait ce référent du sexe opposé, alors qu'il était possible de l'identifier notamment dans son entourage familial (frère, oncle, etc.) ou amical. Pire encore, en refusant d'apprécier les conditions spécifiques d'accueil, le juge administratif s'interdit de rechercher si, dans les éléments d'enquête réalisés par les services sociaux des conseils généraux, la candidate offrait ce référent ou cette image paternelle.

En second lieu, le Conseil d'État considère qu'en fondant son refus d'agrément sur les « conditions de vie » du candidat, formule euphémistique pour désigner son homosexualité, l'Administration n'a aucunement fondé sa décision sur une position de principe sur « les orientations sexuelles de la requérante », ni opéré un traitement différencié injustifié au sens des articles 8 et 14 de la Convention européenne des droits de l'homme. Cet argument ne laisse pas de surprendre car il ignore ou feint d'ignorer les termes de l'arrêt Fretté qui affirme expressément que l'homosexualité autorise

---

1. Article 4 du décret du 1er septembre 1998.

un traitement discriminatoire fondé sur l'intérêt de l'enfant à adopter. On peut donc s'étonner que le juge français n'ait pas retenu la motivation de la Cour européenne, critiquable, certes, mais efficace pour s'opposer à l'homoparentalité, à moins qu'il ait voulu faire l'économie d'arguments justifiant un traitement discriminatoire à l'égard des homosexuels. Ce faisant, le Conseil d'État s'oblige à sanctionner tout refus d'agrément dès l'instant où le candidat adoptant n'offre pas, suivant sa jurisprudence, une double image ou référence paternelle et maternelle. Il est vrai qu'il impose cette condition aux célibataires hétérosexuels, et il valide le refus d'agrément mais après s'être livré à une appréciation *in concreto* en relevant dans l'enquête administrative les éléments de faits justifiant cette solution. Ainsi, dans l'arrêt *Francous*, le Conseil d'État a validé le refus d'agrément après avoir relevé que l'enfant était moins désiré pour lui-même que pour mettre un terme à la solitude de la candidate adoptante et qu'il risquait de souffrir d'une absence d'image paternelle[1]. Or une telle appréciation n'est pas réalisée pour un candidat homosexuel, le Conseil d'État posant *in abstracto* l'impossibilité d'offrir une image du sexe opposé. Il existe donc bien une pétition de principe contre l'adoption par les

---

1. CE, 1er et 4e ss-sections réunies, 18 février 1994, Mme Francous, Juridisque Lamy Conseil d'État et CAA, vol. II, n° 142.912 ; Rec. Lebon 1994, 619 : « Il ressort des pièces du dossier qu'en rejetant la demande d'agrément aux fins d'adoption par le double motif que le projet d'adoption de l'intéressé révélait une "absence d'image paternelle" et que l'enfant était moins désiré pour lui-même que pour mettre fin à la solitude de l'intéressée (...), le président du conseil général (...) qui ne s'est pas fondé sur la seule situation matrimoniale (...) n'a pas fait une inexacte application des dispositions légales et réglementaires. » Voir également en ce sens la décision de la cour administrative d'appel de Paris (IIe chambre) du 25 avril 1996, Département de Seine-Saint-Denis, Juridisque Lamy Conseil d'État et CAA, vol. II, n° 95 PA03481 : l'accueil d'un enfant adopté « n'est pas compatible » avec la « conception de la vie » de l'adoptante, « en ce qu'elle voulait éviter de prendre le risque d'un échec d'une relation de couple et occulté ainsi pour l'enfant la fonction paternelle ou sa représentation ».

gays et lesbiennes qui trouve sa traduction dans le dernier argument de l'arrêt qui évoque les éléments de personnalité favorables de Mlle Berthet. Non pas ceux retenus par l'Administration lors de son enquête, mais par ce qu'en a dit la cour administrative d'appel lorsqu'elle relève : « Eu égard à ces conditions de vie et malgré les qualités humaines et éducatives certaines [la requérante] ne présentait pas les garanties suffisantes sur les plans familiaux éducatifs ou psychologiques pour accueillir un enfant adopté. »

Le Conseil d'État encore une fois va au-delà de la question de l'homoparentalité pour remettre en cause la famille monoparentale. En effet, cette nouvelle condition de différence de sexe introduite par la jurisprudence oblige l'adoptant(e) célibataire à faire devant l'enfant comme si il ou elle se trouvait en quelque sorte promis(e) à une vie de couple hétérosexuelle. Cette affaire se trouve actuellement devant la Cour européenne des droits de l'homme et elle pourrait faire changer la jurisprudence de ce tribunal.

La situation internationale

Cette réalité française contraste avec l'évolution de la législation d'autres pays occidentaux. En effet, ces dernières années on a assisté à un changement constant en matière de reconnaissance des droits parentaux au profit des couples de même sexe. Allant du simple partage de l'autorité parentale au bénéfice du beau-parent jusqu'à la présomption de maternité pour les unions lesbiennes, le droit tend à régler les problèmes auxquels sont encore confrontés les parents homosexuels.

Alors que la France ne reconnaît aucun droit parental d'aucune nature aux couples homosexuels, un nombre d'États de l'Union européenne et d'Amérique du Nord offre cette reconnaissance. Ainsi, la

Norvège permet, par décision de justice, le transfert de l'autorité parentale au profit du partenaire homosexuel survivant, qu'il soit engagé dans un contrat de partenariat ou non[1]. L'Allemagne autorise depuis 2001 l'exercice conjoint de l'autorité parentale pour les couples liés par un contrat de partenariat enregistré[2]. Au Danemark, le partenaire du parent biologique d'un enfant peut adopter ce dernier s'il est engagé dans un contrat de partenariat enregistré et bien évidement si l'autre parent biologique est soit décédé, soit déchu de l'autorité parentale[3]. Les concubins homosexuels peuvent en Grande-Bretagne adopter un enfant en tant que couple, et l'adoption de l'enfant du partenaire est également possible depuis l'année 2002[4].

La Suède, depuis le 1er février 2003, autorise l'adoption de l'enfant du partenaire et l'adoption conjointe d'un enfant si le couple est uni par un contrat de partenariat enregistré. En outre, les concubins homosexuels peuvent devenir une famille d'accueil.

Aux Pays-Bas, le couple de même sexe, marié ou non, exerce de plein droit l'autorité parentale sur l'enfant adopté conjointement ou issu de l'un des partenaires[5]. Plus récemment, le 16 février 2004, la communauté autonome de Navarre est devenue la première province espagnole à adopter une loi autorisant à l'instar des couples mariés l'adoption par des couples homosexuels en union stable.

---

1. « The Children's Act of 8 April 1981 », n° 6, § 36.
2. Loi du 16 février 2001 instaurant le *Lebenspartnerschaftsgesetz*.
3. Loi n° 360 du 2 juin 1999 modifiant la loi sur le partenariat enregistrée du 16 juin 1989.
4. Le 5 novembre 2002 la Chambre des lords, après la Chambre des communes, a voté un amendement modifiant « l'adoption and children bill » permettant aux couples non mariés et aux couples gays et lesbiens d'adopter un enfant.
5. Arts. 227, 251, 252, 253 et 282 du Livre I du Code civil néerlandais.

Dans plusieurs États des États-Unis, l'adoption de l'enfant du partenaire est aujourd'hui envisageable. En Californie, à New Jersey, à New York, au Vermont, au Connecticut, en Pennsylvanie et au Massachusetts notamment, l'adoption conjointe est également possible.

C'est au Québec que l'avancée la plus significative a été opérée. La loi du 6 juin 2002 instituant l'union civile et établissant de nouvelles règles de filiation permet non seulement le partage de l'autorité parentale et l'adoption plénière pour les couples de même sexe, mais elle établit également une présomption de maternité au profit de la compagne d'une femme ayant donné naissance à un enfant par procréation médicalement assistée lorsque le couple, même vivant en union libre, a recouru à cette technique pour concrétiser un projet parental. La loi québécoise restera dans l'évolution du droit de la famille comme celle qui a définitivement remis en cause l'idéologie naturaliste[1] qui prétendait, et prétend encore, fonder la filiation sur l'engendrement[2].

Au-delà de l'adoption, plusieurs pays permettent l'accès aux techniques de reproduction assistée aux couples de même sexe. C'est aujourd'hui le cas au Canada, aux États-Unis, aux Pays-Bas, en Belgique, en Espagne, au Royaume-Uni.

---

1. En Australie Occidentale, l'*Artificial Conception Act* de 1985 modifié en 2002 stipule dans son article 6A que, lorsqu'une femme vivant en couple avec une autre femme fait recours, avec le consentement de sa compagne, à une procréation médicalement assistée, elle est présumée être l'autre parent de l'enfant dès la conception de celui-ci.

2. Pour une analyse plus approfondie, voir l'article de Marie-France Bureau : « L'union civile et les nouvelles règles de filiation : tout le monde à bord pour redéfinir la parentalité », *in L'Union civile, nouveaux modèles de conjugalité et de parentalité au XXIe siècle*, Actes du colloque du Groupe de réflexion en droit privé sous la direction de Pierre-Claude Lafond et Brigitte Lefebvre, Éditions Yvon Blais, Québec, 2003.

Conclusion

Face aux confusions introduites par les arrêts du Conseil d'État, confortés par la CEDH, il est nécessaire de réaffirmer l'autonomie du droit dans le processus de création du lien filial[1]. La réforme du droit de la famille de 1972 avait commencé à privilégier la « fonction parentale » en se détachant de l'assignation sexuelle des rôles familiaux. Son concepteur, le doyen Carbonnier, avait même parlé d'une « hermaphrodisation » d'un droit qui allait jusqu'à substituer les désignations « mari et femme » ou « père et mère » par celles de « conjoints » et « parents », et cela afin de signaler que la conjugalité et la parentalité constituent du point de vue juridique avant tout une fonction, c'est-à-dire une imputation normative qui renvoie à un certain nombre de droits et d'obligations. Et, malgré l'importance que la réforme octroie à la vérité biologique, la volonté individuelle conserve la primauté[2].

Ce sont les lois dites bioéthiques de 1994 qui rompent avec cette évolution[3] ancrée dans une conception volontariste et libérale de la famille. Ce n'est plus au nom de la liberté des conjoints ou de l'égalité des filiations que les réformes successives seront engagées, mais au nom de la « différence des sexes » et de la « bonne structuration psychique de l'enfant[4] » afin d'éviter « la perte de sens », « l'angoisse identitaire », « la dictature de faits » et « l'absence de repères », pour ne reprendre

---

1. Voir en ce sens la thèse de Thomas Formond, *Les Discriminations fondées sur l'orientation sexuelle en droit privé*, université de Paris-X-Nanterre, septembre 2002.

2. Guy Raymond, « Volonté individuelle et filiation par le sang », RTDC, 1982, 538.

3. D. Mehl, *Naître ? La controverse bioéthique*, Bayard, 1999.

4. Pour une critique de cette nouvelle « métaphysique du droit », voir l'ouvrage collectif : *Au-delà du PaCS. L'expertise familiale à l'épreuve de l'homosexualité*, cité *supra*.

que quelques expressions utilisées dans les derniers rapports sur la réforme du droit de la famille[1]. Désormais, tout se passe comme si « le complexe d'Œdipe » ou « l'ordre symbolique » pouvaient se substituer à la volonté démocratique. Défaite du politique mais aussi défaite du droit, dans la mesure où ce n'est plus au juge judiciaire de dire qui peut adopter, puisque le refus d'agrément empêche sa saisine, mais bien à une vulgate psycho-anthropologique, celle des enquêteurs sociaux[2], relayée par le Conseil d'État, et qui fait d'eux les nouveaux détenteurs d'un « permis d'adopter ».

Cependant, l'évolution récente du droit de la filiation de certains pays membres de l'Union européenne ou d'Amérique du Nord augure, par l'effet conjugué de la logique interne du droit, du souci d'égalité aussi bien vis-à-vis du couple que des enfants et d'une approche pragmatique de la question parentale, un revirement de jurisprudence de la Cour européenne des droits de l'homme dans le sens souhaité par l'instance politique qui représente la volontaire populaire de l'Union. Le Parlement européen a, en effet, demandé le 4 septembre 2003, dans son rapport annuel sur les droits fondamentaux dans l'Union européenne, d'« abolir toute forme de discrimination – législatives ou *de facto* – dont sont encore victimes les homosexuels, notamment en matière de droit au mariage et d'adoption d'enfants ».

Daniel BORRILLO
et Thierry PITOIS-ÉTIENNE

---

1. « Couple, filiation et parenté aujourd'hui : le droit face aux mutations de la famille et de la vie privée », Rapport d'Irène Thery au ministre de la Justice, de l'Emploi et de la Solidarité, mai 1998 (publié la même année et sous le même titre par la maison d'éditions Odile Jacob). « Rénover le droit de la famille. Proposition pour un droit adapté aux réalités et aux aspirations de notre temps », Rapport de Françoise Dekeuwer-Défossez au ministre de la Justice, La Documentation française, 1999.

2. Les enquêteurs sociaux ne font que reprendre d'une manière à peine moins sophistiquée ce qui est dit par une majorité de psychologues dans la presse et les médias français.

RÊVES DE FEMMES,
HOMMES DE RÊVE

Il était une fois une petite fille qui aimait beaucoup son papa. Mais celui-ci la négligeait – pensait-elle. Il était totalement insensible à ses efforts de séduction : saut périlleux au trapèze, plongeon en arrière, gros câlin, rien n'y faisait. Même quand elle mettait le rouge à lèvres de sa mère, il riait mais ne succombait pas. Seule sa mère savait susciter ce regard particulier, ces gestes familiers qu'elle savait si bien reconnaître mais qui ne lui étaient jamais destinés. En revanche, ses petits camarades étaient sous le charme, mais elle avait du mal à les apprécier : ils se mettaient toujours à plusieurs pour la bousculer, la pincer, soulever son T-shirt. Alors elle se mit à rêver d'un beau jeune homme qui ressemblait singulièrement au soupirant de sa grande sœur. Lui au moins, il venait seul, et, quand il était là, sa sœur n'était plus la même. Ça devait être ça, l'amour. Comme ça rendait idiot, elle passerait son bac d'abord.

Il était une fois une jeune fille qui, très occupée à réussir sa vie professionnelle, y consacrait toute son énergie. Elle réussissait d'ailleurs fort bien, accumulant diplômes et mentions « très bien ». Sa carrière démarrait sous les meilleurs auspices. C'est en surfant sur Internet qu'elle rencontra virtuellement son prince charmant. Tout concordait sur l'écran, goûts, habitudes, aspirations, loisirs, métier et revenus annuels. Ils chatèrent tant et si bien qu'ils finirent pas se rencontrer. L'un comme l'autre remarquèrent que réel et virtuel présentaient des différences, mais ils ne voulurent pas en tenir compte. Sûrs d'eux, ils partagèrent l'appartement et eurent 2,1 enfants quand elle le décida.

Il était une fois une jeune femme qui élevait seule ses deux enfants. Elle avait décidé de quitter un compagnon qui ne la trompait pas, ne la battait pas, partageait les tâches ménagères, s'occupait de ses enfants, la laissait mener sa vie professionnelle et n'était jaloux ni des copains ni de ses copines. Il était trop idéal pour la faire rêver tant il lui ressemblait. Étant indépendante financièrement, elle partit sans état d'âme, lui laissant les enfants à mi-temps, ce qui lui permit de mener sa carrière politique sans culpabilité.

Entre-temps, son père, son premier amour, avait quitté sa mère et s'était remarié avec une fille de son âge. Ses demi-sœurs avaient le même âge que ses enfants. Peut-être s'était-elle trompée sur l'absence d'intérêt qu'il lui portait [...].

Et le prétendant de sa grande sœur ? Disparu très vite de sa vie comme de celle de sa sœur ; elle réalisait maintenant qu'elle n'avait jamais cessé d'y penser. Comment le retrouver ? Un jeu d'enfant car elle l'avait suivi. Éditorialiste d'un grand quotidien du soir, son adresse e-mail figurait au bas de ses articles. Elle mit des jours à rédiger le texte auquel il serait obligé de répondre. Puis elle attendit [...] quelques minutes ! Lui non plus ne l'avait pas oubliée. Il avait eu quatre enfants de trois femmes différentes, il était libre, il l'attendait.

Comme ils avaient beaucoup d'enfants, ils se marièrent. Comme il travaillait à la maison, c'était pratique. Comme elle avait la quarantaine, elle craignait de ne plus pouvoir être enceinte. Elle consulta un certain Pr Frydman qui leur arrangea ça dans l'année. Son mari s'occupa de ce nourrisson comme il ne s'était jamais occupé de ses autres enfants. Quand son parti lui demanda de se présenter à l'élection présidentielle, elle accepta d'emblée : enfin elle n'aurait plus le temps de rêver !

Il était une fois une vieille femme très séduisante. Elle ne travaillait plus comme avant, mais ses conseils étaient recherchés, et elle n'en était pas avare. Elle vivait seule depuis la mort de son mari. Ses enfants étaient aux quatre coins du monde, qui en Australie, qui en Chine. Elle croyait qu'elle aimait sa solitude relative. Aujourd'hui, elle s'apprêtait à recevoir un jeune homme qu'elle ne connaissait pas encore : son petit-fils. Elle savait qu'il venait d'avoir un enfant et se demandait s'il viendrait le lui présenter.

Elle vit arriver deux hommes et un couffin. Elle reconnut son petit-fils qui ressemblait comme deux gouttes d'eau à son propre père. En un instant, elle comprit que l'ami était le second père de l'adorable petit Vietnamien. Quel homme ! Elle en rêve encore.

Caroline ÉLIACHEFF

RÊVER L'ENFANT D'UNE AUTRE :
L'HISTOIRE DE LA GESTATION
POUR AUTRUI

Le titre de ce colloque s'avère fort heureux pour mon propos. Car, vous allez le voir, c'est bien de rêve de femmes entre elles qu'il s'agit dans cette récente déclinaison de l'AMP qu'est la gestation pour autrui, d'un rêve entre une mère d'intention – celle qui est à l'origine du projet d'enfant – et celle qui va porter ce bébé et en accoucher. Je parlerai principalement de la pratique qu'outre-Manche et outre-Atlantique on nomme *gestational surrogacy* afin de la différencier de la *traditional surrogacy,* déclinaison de maternité totalement différente tant au plan médical qu'au plan humain. Dans la *traditional surrogacy* en effet, la mère porteuse est inséminée avec le sperme du père commanditaire et abandonne l'enfant à la naissance afin qu'il soit adopté par le couple porteur du projet parental, le père ayant en général fait une reconnaissance anténatale. C'est ce scénario, considéré comme une fraude à l'adoption, qui avait été en France condamné en 1991 par la Cour de cassation.

La gestation pour autrui (GPA[1]), en revanche, dans les pays où elle est autorisée ou légalisée[2] – ce qui n'est pas le cas de la France –, se passe par FIV (ce qui permet de s'assurer de la paternité du père d'intention alors que, dans l'autre cas, il y a toujours doute possible sur la provenance du sperme[3]). L'embryon d'un couple dont la femme a un problème utérin mais une fonction ovocytaire normale est alors conçu par FIV puis réimplanté dans l'utérus d'une mère gestatrice qui accepte de porter le bébé et de le rendre à ses parents à la naissance. Il existe une autre variante de la GPA dans les cas où la mère d'intention, outre un problème utérin, a également un déficit ovarien (à la suite d'une ménopause précoce ou d'un antécédent de cancer par exemple) : l'embryon transplanté est alors conçu avec le sperme du père et l'ovocyte d'une donneuse (en général anonyme). Dix mille bébés environ issus de surrogates seraient nés aux États-Unis depuis une vingtaine d'années[4]. Avec le tourisme procréatif, les enfants sont nés dans un pays, mais « pour » un autre et, dans de nombreux cas, ils ne sont pas reconnus comme citoyens à part entière.

La clinique de la GPA, nouvelle et passionnante, interroge nombre de spécialistes : juristes, anthropologues, sociologues et professionnels d'éthique biomédi-

---

1. Que dans ce chapitre nous appellerons désormais GPA.

2. La pratique de la gestation pour autrui, interdite en France depuis 1994, est à ce jour légale ou possible presque partout dans le monde, sauf en Europe où seules la Grande-Bretagne (où elle est autorisée depuis 1998 mais à des conditions rigoureusement contrôlées) et la Grèce (depuis 2000) ont légiféré. Dans d'autres pays telles la Belgique ou la Finlande, elle n'est pas interdite mais régulée par la seule déontologie des équipes médicales.

3. C'est pourquoi il y a en Ontario un test de paternité qui détermine quel homme va apparaître comme père sur le certificat de naissance.

4. *Cf.* le livre de Jenny Merchant, *Procréation et Politique aux États-Unis (1965-2005)*, Belin, 2005, en particulier la note 40 du chapitre 8 pour les détails des législations des différents États américains sur la question des mères porteuses.

cale en font déjà leur miel, et la bibliographie anglo-saxonne (articles et livres) est importante. Ce sont en effet les représentations de la maternité et de la paternité, de la parenté et de la famille dans son ensemble qui sont mises en question.

Ce sont les anthropologues anglais et américains de la parenté[1] qui ont, pour l'instant, à mon sens le plus et le mieux travaillé la question. Ces travaux montrent comment certains éléments de la parenté sont tantôt valorisés ou redessinés, tantôt minimisés par les acteurs de ces nouvelles déclinaisons de parenté. On assiste – on le verra dans les cas présentés – à un déploiement varié de stratégies qui soit naturalisent, soit socialisent les mêmes éléments (dont le corps, le désir, l'échange, etc.). Les acteurs de ces différents scénarios en AMP[2] « fabriquent » ainsi de la parenté de sorte que la clinique de la gestation pour autrui se présente comme un laboratoire vivant expérimental qui « revigore » totalement les études sur la parenté. On s'aperçoit, chemin faisant, que les définitions de père, mère, frère, sœur, enfant, *sibling*, oncle, tante, grands-parents n'ont plus désormais de contenus fixes.

Les psychanalystes sont eux aussi interrogés, au premier chef peut-être, par la gestation pour autrui car c'est la définition métapsychologique, et de la maternité, et du complexe d'Œdipe qui est ici passablement bousculée. Analystes qui se sont pour l'instant fort peu exprimés sur cette question, sauf au moment de l'affaire « Alma Mater » en France dans les années 1980, mais il s'agissait alors d'une tout autre situation que celle de la GPA contemporaine.

---

1. Dont Héléna Ragoné, Marilyn Strathern, Charis Thomson, Lynda Lane et d'autres. En français, on lira avec profit l'analyse de l'anthropologue Chantal Collard qui présente un tableau critique de la pensée de ces différents auteurs *in* « Kinship studies au tournant du siècle », *L'Homme*, av.-sept. 2000, n° 154-155, p. 635-658.

2. NTR (nouvelles technologies de la reproduction) en américain.

Ce texte a pour seule ambition de discuter des éléments venant de ma propre clinique composée d'un certain nombre de cas de patientes, mères d'intention et porteuses d'un projet parental avec leurs compagnons, qui ont eu des enfants au cours de la dernière décennie grâce à une gestatrice aux États-Unis ou au Canada. Discussion et travail qui se poursuivent actuellement avec des collègues anthropologues en France et au Canada.

Prendre connaissance de la réalité humaine de ces histoires, parfois lourdes on le verra, peut permettre de casser l'amalgame habituel en France entre la maternité gestationnelle contemporaine et la pratique des mères porteuses des années 1980. Je prends donc comme premier exemple l'histoire d'une jeune femme qui, à la suite d'un accouchement dramatique, a dû subir une hystérectomie. Le bébé, une petite fille, a heureusement été sauvée ; après un long travail personnel à la suite de cet accouchement traumatique, ce couple a désiré donner à cette petite fille un frère ou une sœur. Confrontés à l'interdit français, les parents se sont décidés à faire appel à une gestation pour autrui. Après un essai infructueux en Grande-Bretagne où la législation a finalement réservé cette solution à des couples résidant en Angleterre, ils sont allés aux États-Unis et ont pu avoir, grâce à une « nounou[1] », un petit garçon à partir d'un embryon conçu par FIV avec leurs gamètes. L'acte de naissance américain, parfaitement valide, les désigne comme les parents de ce bébé. Mais, aujourd'hui, il leur est impossible d'obtenir la transcription de cet acte établi aux États-Unis. Privé d'état civil sur le territoire français, l'enfant ne peut figurer sur le livret de famille de ses parents, pas plus qu'il ne peut lui être délivré de carte d'identité. Il n'est

---

1. Expression employée par tous les participants de la GPA pour désigner les gestatrices. On reviendra sur ce terme.

par conséquent non seulement pas reconnu comme frère de sa sœur, mais il est de plus privé de toute filiation maternelle ! Cette histoire est au demeurant emblématique de celle de nombreuses familles françaises, certaines ayant en outre vécu le traumatisme supplémentaire de la perte du bébé au cours de l'accouchement. Les parents (la mère plus que le père pour des raisons familiales et professionnelles) ont été présents pendant une partie de la grossesse et à l'accouchement, et les deux couples, les deux familles (la « nounou » est elle-même mariée et mère de deux enfants) ont noué des relations très fortes qui se sont poursuivies bien au-delà de l'accouchement. La mère française a allaité son bébé comme elle l'avait fait pour son premier enfant. Cela peut étonner, mais c'est portant habituel dans les protocoles de *surrogates* aux États-Unis et au Canada, dans les États ou provinces qui permettent les mères porteuses[1]. Cette jeune mère me disait : « Ma nounou m'a donné son lait les premiers jours pendant que je démarrais "ma production" ; de retour en France, j'ai continué seule pendant environ quatre mois. » Aux États-Unis et au Canada, il y a un réseau très organisé de don de lait de femme à femme à travers tout le pays (*via* la *Leche League*

---

1. Les bases physiologiques sont exactement les mêmes que celles de l'allaitement « normal » ; il s'agit essentiellement d'un réflexe neurovégétatif auto-entretenu par la tétée : plus l'enfant tète, plus il y a de lait. Dans le cas de la GPA ou de l'adoption (aux États-Unis et au Canada l'adoption se fait dans les jours qui suivent la naissance, et il est courant que la mère adoptive allaite), la mère sociale « prépare » les glandes mammaires par une prise de pilule quelques mois avant la naissance en ajoutant la stimulation d'un tire-lait ; souvent au moment de la naissance, la « nounou » qui accouche tire son lait (colostrum) pour le nouveau-né que la mère donne avec un « dispositif d'aide à l'allaitement » (utilisé pour les prématurés, par exemple, ou pour donner un complément de lait). En même temps, la mère sociale donne son propre lait, tété par le nourrisson : l'allaitement s'enclenche en douceur, et le passage entre les deux mères se fait naturellement. Il s'agit là, pour l'anthropologue, d'un nouveau et intéressant « rite d'agrégation » entre maternité sociale et maternité biologique.

notamment). Chaque clinique a au moins une consultante en lactation. « La consultante m'a bien aidée. Le premier contact de mon fils quand il a commencé à téter est un souvenir que je garderai longtemps ; pour moi, il aurait été inconcevable de ne pas essayer », ajoutait cette mère. Encore un mot de cette histoire. Il y a ici, on le voit, une division, une modulation des fonctions maternelles entre deux femmes : l'une d'elles est à la fois la mère d'intention, la mère génétique, la mère qui allaite, la mère sociale, enfin la conjointe du père. L'autre mère est la mère de la gestation et de l'accouchement, celle grâce à laquelle l'enfant a pris corps[1]. Elle est par ailleurs elle-même mère de ses « vrais » enfants (ceux qu'elle a eus avec son compagnon et qu'elle élève). Comment ne pas voir ici que le signifiant « mère » renvoie à des signifiés multiples ?

Cette histoire de maternité partagée, de rêve de femmes qui ont fantasmé autour de ce bébé, amène manifestement à reconsidérer complètement la notion de maternité, à commencer par le terme même de « mère ». Il nous reviendra à nous, analystes, de tenter d'analyser les fantasmes et projections de la « nounou » qui a porté et nourri cet embryon, puis ce fœtus pendant neuf mois et qui a eu avec lui des échanges variés, tant physiologiques que psychologiques, qu'il ne faut ni minimiser ni « mythiser ». De ces « linéaments mnésiques de la préhistoire fœtale », René Diatkine, consulté sur les cas de mères porteuses des années 1980, disait « qu'ils doivent être évalués à leur juste place et qu'il serait déraisonnable de donner aux découvertes sur la vie nerveuse fœtale une importance mythique ». Il disait même[2] :

---

1. Gageons que l'histoire de gestation ne sera pas la même dans l'hypothèse de l'utérus artificiel. D'un point de vue analytique, je défendrais la GPA…

2. « Fécondation *in vitro*, congélation des embryons et mères de substitution. Le point de vue d'un psychanalyste », in Actes du colloque *Génétique, Procréation et Droit*, Actes Sud, 1985, p. 282-283.

« Depuis longtemps, l'attention a été attirée sur le fait que l'appareil auditif du fœtus devait être excité pendant les derniers mois de gestation par un certain nombre de bruits : voix de la mère, perçue plutôt déformée par des réverbérations et des assourdissements, bruits intestinaux, bruits du cœur. »

Réflexion qu'il tempérait tout de suite par ces propos :

« Il n'est pas démontré aujourd'hui, malgré des affirmations plus passionnelles que scientifiques, que ces bruits ont une spécificité et qu'il y a une continuité linéaire entre les expériences auditives des premières semaines de vie et les excitations répétées et rythmées de la fin de la gestation. »

Rappelons-nous qu'il s'agissait de toute façon, à l'époque, de mères qui s'apprêtaient à abandonner leur enfant (même s'il était conçu par insémination artificielle avec le sperme du père commanditaire). Dans le cas actuel, la question est celle de comprendre la nature du rêve de la mère gestatrice à propos de ce fœtus qu'elle porte mais qu'elle ne désire pas et qu'elle s'apprête, dès l'avant-conception, à ne pas garder car il est le bébé d'un autre couple. Il s'agit là, il convient de le souligner, d'une situation totalement inconnue dans l'histoire psychique du « devenir mère ». La clinique, quand elle sera plus étoffée, nous permettra d'en savoir plus. En attendant, il convient de prendre connaissance des travaux de nos collègues anthropologues anglais, américains, canadiens, israéliens, etc. Et d'écouter ce que disent nos patientes et leur « nounous ». Citons parmi bien d'autres ce témoignage direct d'une nounou canadienne :

« Pour moi, la différence était énorme au niveau du vécu intérieur de la grossesse. Lorsque l'on est enceinte de son propre enfant, on prépare mentalement sa venue. On lui trouve un nom, on essaie de se le représenter avec les traits de quelqu'un de la famille, on imagine notre vie avec lui. On prépare sa chambre, tous ces préparatifs dans le but d'accueillir son enfant. Pour une gestatrice, le vécu intérieur est extrêmement différent. On imagine le bébé avec ses parents. Ce n'est pas notre rôle de lui trouver un nom. »

En me fondant sur une clinique voisine que je connais bien, l'écoute de mères qui s'apprêtent à remettre leur enfant en adoption, accouchant ou non de manière anonyme, il me semble que la capacité de rêverie des gestatrices en GPA est considérablement plus « légère » que celle de ces mères enceintes accidentellement et qui s'apprêtent à remettre leur bébé en adoption. En d'autres termes, je pense que la nounou peut se permettre de rêver au bébé qu'elle porte, qu'elle peut « se prendre au jeu », en raison de l'étayage tant fantasmatique que réel que lui apporte le couple de parents qui attendent ce bébé. Les échanges entre les deux mères dans les histoires de GPA constituent en effet un scénario fantasmatique bien différent de celui de tant de ces jeunes femmes abandonnées par le futur père, et souvent par leur famille, et qui s'apprêtent, faute d'autre solution, à abandonner leur bébé. Car, si l'indifférence d'une femme enceinte est préoccupante pour l'avenir de l'enfant, elle est aussi inquiétante dans l'immédiat parce qu'elle peut avoir des conséquences sur le fœtus. Ce qui n'est pas une des moindres questions posées en amont de l'adoption.

L'étude d'une collègue israélienne, Elly Teman, qui a conduit des entretiens approfondis avec dix mères d'intention et dix *surrogates*[1], est intéressante à

---

1. « Knowing the surrogate body in Israël », p. 261-279, *Surrogate Motherhood. International Perspective*, Cook, Scalate, Hart Publishing, 2003.

évoquer. Elle remarque que les mères d'intention disent attendre leur enfant comme le ferait un père (un *expectant father*) dans les cas habituels : père qui voit avec un immense plaisir narcissique s'arrondir le ventre de sa compagne qui porte son enfant que lui-même « porte » souvent dans son corps à travers des symptômes de couvade[1], très similaires à ce que disent les mères d'intention qui prennent souvent plusieurs kilos, ont des nausées, des maux de dos, etc. Ressenti d'un corps fusionnel entre les deux mères, orchestré par les échographies prénatales où, dans le contexte israélien (qui encourage la *surrogacy* en l'encadrant), le corps médical accentue et légitime le fait que la future naissance est le fruit de la collaboration de deux femmes. Va dans le même sens le fait que c'est la mère d'intention qui coupe le cordon à l'accouchement, que les deux mères reçoivent toutes les deux un bracelet de naissance identique du nouveau-né avec son nom (celui des parents d'intention), etc. Encore des rites d'agrégation, dirait l'anthropologue. L'auteur insiste d'ailleurs sur le fait que tous les protagonistes œuvrent pour montrer la non-pertinence de l'opposition entre la « *surrogate* enceinte mais non-mère » et « la mère d'intention non enceinte mais mère ». Elle va jusqu'à parler d'une patiente hybride (faite des deux mères) qui donne naissance *via* un « troisième corps hermaphrodite ». Au-delà du contexte politique particulier d'Israël, on voit que le déplacement des rôles et des genres ainsi que le dépassement des barrières ethniques constituent un thème récurrent dans les discussions anthropologiques autour de la GPA[2].

Un rappel historique peut contribuer à illustrer l'enjeu du débat sur la maternité au sein du système

---

1. Ce que j'ai moi-même étudié dans *La Part du père* (1981).
2. On y reviendra.

euro-américain de parenté. Je le résume[1] : il s'agit du procès dit de « Baby M. » qui a eu lieu aux États-Unis il y a une quinzaine d'années. Dans cette affaire, Mme Whitehead, une « mère porteuse », avait accouché d'une petite fille conçue par insémination avec le sperme du futur père, M. Stern, dont la femme ne pouvait porter d'enfant du fait d'une malformation utérine. Malgré le contrat passé entre Mme Whitehead et le couple Stern, Mme Whitehead n'a pas voulu « rendre » l'enfant à la naissance au couple Stern. Cela a donné lieu à une série d'actions en justice aux fins de déterminer qui étaient les « vrais » parents de l'enfant et, surtout, si Mme Whitehead était ou non *la* mère. Au terme de l'avant-dernier procès, et bien que l'épouse de M. Stern ait entre-temps légalement adopté la petite fille, Mme Whitehead avait été créditée d'un droit de visite (comme pour une mère divorcée...). Dans un jugement sans précédent, le tribunal a estimé que c'était *l'intention de concevoir* qui déterminait la qualité de mère, et que la mère porteuse ne faisait que faciliter la procréation de l'enfant et rendre service au couple parental.

Les quelques procès significatifs d'affaires de surrogacy font apparaître qu'on semble, en Occident, dans le contexte post-FIV en tout cas, s'éloigner du critère de la maternité fondé uniquement sur l'accouchement. Si on analyse l'argumentaire des différents débats, on voit qu'il s'agit en somme d'une sorte d'allégorie moderne du jugement de Salomon : à qui appartient l'enfant si deux mères se le disputent ? Quel est l'élément le plus pertinent sur le plan moral ? Est-ce la contribution génétique ou la contribution gestationnelle de la maternité qui pèse le plus lourd ? George Annas, philosophe américain du droit, estime que l'intérêt de l'enfant est d'avoir pour mère la femme qui

---

1. Détails *in Enfant de personne*, Odile Jacob, 1994, chapitre 2.

l'a porté et a accouché de lui ; pour lui, la mère la plus importante est la mère gestationelle. Pour d'autres en revanche, l'intérêt de l'enfant est d'avoir pour mère celle à qui il est lié par un héritage génétique (notion qui dépasse d'ailleurs la génétique proprement dite et renvoie davantage à l'inscription dans une lignée, dans une généalogie). Pour d'autres spécialistes d'éthique médicale enfin, l'intérêt de l'enfant est d'avoir pour parents les adultes qui sont porteurs d'un projet parental, d'un acte d'engagement vis-à-vis de ce futur sujet humain[1]. Il importe, on le voit, de bien distinguer les termes de parenté employés et d'être prudent quand on parle de « vraie mère » (ou de « vrai père »).

Dans une autre affaire très célèbre aux États-Unis : « Johnson versus Calvert » (Mme Johnson, mère porteuse noire, avait refusé de rendre le bébé qu'elle avait porté pour le couple Calvert, couple mixte blanc-philippin, parents génétiques du bébé), deux systèmes de valeurs se sont affrontés sur la définition de la maternité dans les différents jugements. Dans la loi californienne, deux femmes pouvaient réclamer des droits maternels : Mme Johnson, la mère porteuse, et Mme Calvert, la mère génétique. La cour a retenu le critère d'intention (le projet parental) pour désigner celle qui devait être déclarée « mère », en l'espèce Mme Calvert, qui avait eu intention de mettre au monde et d'élever l'enfant, et qui était en outre l'épouse légale du père. Mme Johnson a été considérée comme une « *foster mother,* qu'on ne doit pas confondre, a dit le juge, avec la mère réelle[2] ». Dans la presse, on a présenté Anna Johnson, la mère porteuse, comme une *foster parent*, à

---

1. C'est la philosophie qui sous-tend la loi britannique ainsi que la récente loi grecque. J'ai analysé les attendus de ces deux lois *in* « Commentaire de la loi n° 3089 "Aide médicale à la reproduction humaine", promulguée par le Parlement à Athènes, le 23 décembre 2002 » (sous presse en grec).
2. Ce sont les termes mêmes du jugement.

l'instar d'une nourrice. La stigmatisant même comme « une étrangère biologique » qui réclamait l'enfant d'un autre couple[1]... Le juge californien a en tout cas donné raison aux Calvert, accordant ainsi priorité au rôle d'éducation (*child rearing*) sur le rôle de portage (*child bearing*). D'autant que, du fait de la couleur de la peau, il était visible, s'empressait de commenter la presse, qu'Anna Johnson n'était pas la mère génétique[2] !

Il existe à l'évidence différentes interprétations possibles de l'usage de ces nouvelles technologies de la procréation, aussi bien que diverses positions tant idéologiques que politiques qui les utilisent (les manipulent) à l'envi. Ce sont de toute façon deux conceptions de la famille, cohérentes toutes les deux, qui s'affrontent dans les histoires de gestation pour autrui. On s'aperçoit en effet que cette pratique permet de jeter un fantastique coup de projecteur sur l'importance, dans les représentations occidentales, de la maternité qui se fonde de manière évidente sur l'adage *tota mulier in utero*. Ventre maternel dont l'Occident a fait l'emblème de la maternité, au prix peut-être d'une mythification de la grossesse dans laquelle les psychanalystes, pour le dernier siècle en tout cas, ne sont pas sans avoir leur part de responsabilité.

Remarquons à l'inverse que l'inconscient collectif (scientifique ?) n'a pas eu les mêmes réticences quand il s'est agi de bouleverser une autre configuration maternelle. Je fais ici référence à la pratique du don d'ovocyte qui modifie considérablement, tout autant que la gestation pour autrui (peut-être même davantage ?), le vécu de la maternité, dans la mesure où la

---

1. « Surrogate mother sues to keep couple's child », titrait le *Los Angeles Times*.

2. *Cf.* la remarquable analyse de ce procès faite par la sociologue Susan Markens. *In* « Baby selling *vs.* "The plight of Infertile couples" : New-York's and California divergeant approaches to surrogate motherhood » (*draft*).

mère est enceinte d'un enfant qui est celui de son compagnon et d'une donneuse inconnue. À la différence près que ce processus ne se voit pas et peut donc rester caché ! Or la clinique fait apparaître que ces mères enceintes grâce à une donneuse ne rêvent pas de leur futur bébé comme s'il avait été conçu sans cet apport d'une autre mère. Je pense ici à une patiente (médecin de son état, détail qui a sans doute son importance dans sa façon de fantasmer) qui avait bénéficié d'un don d'ovocyte et me disait non sans humour : « Au fond je suis la mère porteuse de mon propre enfant ! » Commentaire qui fait réfléchir... Les « fées », nom dont les receveuses gratifient souvent les donneuses d'ovocytes, sont – rien d'étonnant à cela – perçues de manière ambivalente, comme de « bonnes fées-marraines », mais aussi un peu comme des sorcières...

Les cas américains que je viens de citer me permettent d'introduire la vignette suivante, datant de quelques années déjà, issue de ma propre clinique (j'ai évidemment modifié l'anamnèse et certains détails pour des raisons de confidentialité). Il s'agit d'un couple français marié. Mme V. est devenue stérile après son mariage à la suite d'un traitement anticancéreux. Quelques années plus tard, alors âgée de 38 ans, ayant seulement à ce moment-là été considérée par la médecine comme guérie, Mme V., après plusieurs échecs de FIV avec un don anonyme, s'est résolue, avec son mari – c'était la seule solution possible pour avoir un enfant qui soit relié génétiquement au moins à l'un des deux –, à faire appel à une gestatrice (en Amérique du Nord) pour porter un embryon conçu par FIV avec les gamètes de M. V. mais, à la différence de l'histoire précédent, avec l'ovocyte d'une donneuse. La tentative a été couronnée de succès : des jumeaux sont nés. La maternité de Mme V, étayée, comme dans la première histoire, par une relation très forte avec la surrogate, a été également confortée par le fait que son mari est un père complet[1]. Notons que la paternité de M. V. présente une particularité inédite : celle d'être « exprimée » par trois femmes, si l'on peut dire ! Enfin, pour la petite histoire (mais c'est bien plus qu'anecdotique), la gestatrice, la « nounou », la « baby-sitter », disent certaines surrogates[2], Sally, pour l'appeler par son nom, est afro-américaine. Il est d'ailleurs fréquent qu'il en soit ainsi dans les protocoles américains de surrogacy[3]. Ma patiente, qui avait été elle-même élevée par une nounou noire (sa famille habitait dans les îles) et qu'elle avait, dit-elle, aimée plus que sa mère, avait beaucoup apprécié d'avoir été choisie par cette mère de famille, caissière de supermarché de son état qui avait été touchée par l'histoire du cancer survenu au moment où Mme V. aurait pu devenir mère ; elle disait en outre reconnaître dans la France le pays des droits de l'homme. Encore un détail sur les rêves de ces trois mères (la génétique, la gestatrice et Mme V., la vraie mère) : elles continuent à se voir malgré la distance (la France est aussi une destination touristique) : les familles se rendent visite une fois par an environ avec leurs enfants respectifs ; les jumeaux du

---

1. Sur la notion de « père complet » comparé à un « père partiel » (il s'agit d'IAD avec don anonyme), voir l'intéressant article de Ken Corbett, « Le roman familial non traditionnel », *Psychoanalytic Quarterly*, 2001, n° 3, traduit *in Revue française de psychanalyse*, 2003, 1.

2. L'anthropologue Heléna Ragoné cite ces propos d'une *surrogate* âgée de 30 ans, mariée, deux enfants : « Ce bébé n'est en aucun cas le mien. Je lui ai fourni l'environnement nécessaire pour qu'il puisse naître et qu'il soit rendu à son papa et sa maman. C'est une forme facile de baby-sitting », p. 62, « Of likeness and difference : How race in being transfigured by gestationnal surrgacy », *Ideologies and Technologies of Motherhood*, Routledge, 2000.

3. Selon Heléna Ragoné, 30 % des cas de *gestational surrogacy* impliquent des gestatrices qui viennent de groupes ethniques ou sociaux différents. Elle cite le cas d'une surrogate afro-américaine qui a porté pour un couple japonais, d'une Mexico-Américaine pour un couple japonais, d'une Euro-Américaine pour un couple taiwanais, etc. Les intéressés disent que c'est un élément facilitateur pour éviter que la *surrogate* s'attache au bébé.

couple V. avaient huit ans dans l'épisode que je vais relater. Il faut savoir que, dans le protocole de l'équipe américaine, les parents d'intention avaient la possibilité de rencontrer la donneuse d'ovocyte ainsi que son mari et ses enfants, ce que mes patients avaient décidé de faire. L'entente a toujours été très bonne entre le couple V. et les deux autres couples (celui de la donneuse et celui de la porteuse), le couple formé de Mary (la donneuse) et de son mari étant en outre d'un milieu socioculturel plus proche du leur. Néanmoins, à la dernière visite, Mme V. a ressenti des affects très ambivalents (pour ne pas dire plus) quand Mary, admirant plus qu'il n'en aurait fallu la couleur des yeux du petit garçon, avait, en plus, touché les cheveux de la petite fille, y reconnaissant, disait-elle, la qualité des siens... Alors qu'avec Sally, venue en voyage avec mari, enfants et un grand-père en prime..., l'accueil a été sans nuage. Cela m'a fait penser à une réflexion de la jeune femme de l'histoire précédente qui, me montrant les photos de ses deux enfants (de sa fille née au cours de l'accouchement dramatique et de son fils né de la surrogate), me disait : « Regardez-les, est-ce qu'ils ne se ressemblent pas ? (ce qui était vrai). Comment peut-on dire que la maternité, c'est le ventre ? Est-ce que ce n'est pas la génétique qui prime ? »

Ces histoires, si exceptionnelles qu'elles soient, se situent, il ne faut pas l'oublier, dans le droit fil du clivage des liens parentaux créés par l'AMP. L'anthropologue anglaise Marylin Strathern a montré avec talent que la dispersion ou fragmentation de la parenté, dérivée de l'AMP (*by product*), ne peut que provoquer ce type de litiges entre une sorte de mère biologique et une autre sorte de mère, biologique elle aussi[1] ; ainsi

---

1. In *Reproducing the Future/Anthropology, Kinship and the New Reoroductive Technologies*, Manchester University Press, 1992, p. 32.

d'ailleurs que de la part de mères non biologiques. Sans parler de conflits équivalents entre pères, en IAD par exemple ou en FIV-D[1].

Remarquons au passage que les données cliniques, le terrain de la *gestational surrogacy* ainsi d'ailleurs que les verdicts des jugements s'avèrent contredire ce que préconisaient tant les rapports Warnock (britannique), Waller (australien), que les rapports français sur l'AMP pour ce qui est de la définition de la notion de maternité : tous disaient qu'en AMP c'est la femme enceinte qui devait être la mère, avec ou sans dons de gamètes.

Pour la première fois dans l'histoire de la reproduction humaine, il convient de prendre acte du fait que ni les traits phénotypiques ni les traits génotypiques des mères enceintes n'apparaissent comme pertinents dans les cas de *gestational surrogacy*. C'est la raison pour laquelle la gestation pour autrui oblige tous les protagonistes (parents, gestatrices, société) à reconceptualiser les phases de grossesse et d'accouchement ainsi que le lien parental, ce à partir de ces éléments modernes que sont le désir d'enfant, le projet parental, la volonté et la responsabilité éducative. Car, dans la gestation pour autrui, le couple se reproduit comme il le ferait naturellement, étant donné l'idéologie euro-américaine qui fonde la parenté sur une contribution égale du matériel génétique du père et de la mère dans la conception d'un enfant. Mais, en GPA, on assiste à une distribution originale des substances, des gènes et du rôle du ventre pour ce qui est de la désignation des parents et des enfants. Selon les cultures, les religions ou le sexe des intéressés, chacun en effet configure, distribue ou décide ce qui doit être ou non pertinent pour établir la parenté. On constate par exemple que c'est la paternité qui peut donner sens à

---

1. J'en donne un exemple détaillé dans la postface de l'édition de poche de *La Part du père* (2004).

l'un ou l'autre élément de maternité (voir plus haut l'histoire du couple V.).

La maternité en AMP interroge ainsi l'essentialisme biologique en raison de la séparation de la maternité en trois mères (voire quatre si on inclut la mère qui allaite dont on a vu qu'elle peut avoir un rôle très important, biologique, quoique non génétique). Ce questionnement peut d'ailleurs concerner également la compréhension d'autres figures de parenté : on voit poindre dans certains travaux américains ou israéliens (sous la plume d'auteurs féministes notamment) la revendication que la donneuse d'ovocyte soit considérée comme un second père, tandis que la porteuse serait la « vraie » mère. On peut ainsi s'attendre à de nombreuses innovations dans le domaine de l'anthropologie de la parenté. Que ce soit sous forme de nouvelles positions de parenté ou encore dans le registre du franchissement de la barrière du temps et donc possiblement de l'ordre des générations ; que ce soit dans le franchissement des barrières ethniques (mère porteuse d'une autre ethnie) ainsi que de celle des sexes (il existe deux mères biologiques). Dans le registre du trans-genre, enfin, comme dans ce qui vient d'être dit de la donneuse d'ovocyte pouvant avoir un statut de père.

Il nous semble en tout cas que, si la France était amenée à légiférer, la possibilité de recourir à la gestation pour autrui ne devrait être ouverte que dans le cadre d'indications médicales strictement délimitées. La récente loi votée par le Parlement grec semble un bon modèle de cette approche ouverte : cette loi indique que l'aide à la procréation peut être mise à la disposition de toute patiente reconnue stérile par le corps médical. Les deux notions de reconnaissance volontaire et de consentement éclairé d'un sujet constituent dans ce système la condition nécessaire et suffisante pour qu'un sujet ait accès à une aide médicale à la reproduction. Aide (qu'elle se traduise par des techniques palliatives de la stérilité féminine ou masculine) qui est autorisée pour toute personne considérée comme infertile et qui a exprimé son désir d'enfant par écrit devant une autorité judiciaire. Le législateur grec considère ainsi que la possibilité de maternité pour autrui (appelée joliment « maternité intercalée ») se situe dans le droit fil de la pratique – déjà ancienne et acceptée presque partout – du don d'ovocytes en fécondation *in vitro*. Il est estimé que, si la femme qui désire un enfant (célibataire ou en couple) est en bonne santé et que le consentement des différents protagonistes concernés a été soigneusement recueilli, il n'existe aucune raison de traiter différemment une stérilité due à un déficit ovarien qui peut être palliée par un don d'ovocyte de celle qui est due à un problème utérin.

Remarquons à ce propos qu'en France, et de manière paradoxale, l'infertilité due à une insuffisance ovarienne est seule prise en compte par la médecine et par la loi : il est alors légal de pratiquer des fécondations *in vitro* avec un don d'ovocyte provenant d'une autre mère. Il est même possible, en cas de double infertilité d'un couple, de bénéficier d'un don d'embryon. Mais la même loi récuse l'indication médicale féminine « symétrique » qui découle de pathologies utérines engendrant une stérilité irréversible (par exemple une hystérectomie ou une agénésie utérine congénitale), voire de pathologies iatrogènes comme le « Distilbène syndrome[1] » responsable dans sa forme la plus grave d'une impossibilité de mener une grossesse à terme. On peut imaginer le sentiment d'injustice que ressentent ces couples exclus de l'aide médicale à la procréation. Qui va leur jeter la pierre de tenter une

---

1. Malformation utérine liée à la prise de Distilbène par la mère de la patiente quand elle était elle-même enceinte.

fécondation *in vitro* avec une mère porteuse dans un pays étranger où la loi autorise cette pratique ?

Quant à la question des risques psychiques liés à la GPA, ne peut-on pas penser qu'il existe peut-être moins de risques de cette nature, en tout état de cause, pour un enfant dans la situation de gestation pour autrui que dans certaines formes actuelles de dissociation de parentalité, tels l'insémination avec donneur anonyme, le don d'ovocyte ou *a fortiori* le don d'embryon ? Sans parler du cas de l'adoption dont on sait qu'il est tout sauf simple...

Quelques considérations métapsychologiques pour conclure. On ne peut que prendre acte du fait qu'aujourd'hui le complexe d'Œdipe, complexe nodal de la famille, n'est plus celui qui se déclinait à la fin du XIXe siècle, au temps où Freud l'a élaboré. Le tripode du triangle œdipien était en effet fondé sur les trois certitudes qu'étaient l'identité stable des parents, une mère supposée irremplaçable et l'évidence de la maternité (*mater semper certa est*) opposée à l'incertitude la paternité. Certitudes qui ont perdu leur statut d'évidence depuis la multiplication des familles décomposées et recomposées de tous types, mais surtout depuis l'apparition des procréations médicalement assistées avec dons de gamètes et d'embryons (sans oublier l'adoption qui remonte, elle, à plusieurs siècles). Le changement le plus frappant et le moins connu tient d'ailleurs au fait que c'est la paternité qui est désormais certaine (elle se prouve par l'ADN) tandis que c'est la maternité qui est, elle, discutable (*disputable*) entre trois mères possibles : la mère génétique, la mère utérine et la mère sociale[1]. Avec Jacques Derrida, très avant-gardiste et perspicace sur ces questions, on peut, à la lumière de la clinique de la GPA, retenir l'idée

---

1. J'ai moi-même développé ce point dans *Enfant de personne, op. cit.*

selon laquelle « moins que jamais aujourd'hui on peut être sûr que la mère est celle qu'on croit voir accoucher[1] ». Propos qu'il prolongeait ainsi : « Autrement dit, l'identité de la mère (comme sa possible identification juridique) relève d'un jugement aussi dérivé, d'une inférence aussi déliée de toute perception immédiate que cette "fiction légale" d'une paternité conjecturée par un raisonnement[2]. » Maxime qui s'applique excellemment à la gestation pour autrui, mais qui renvoie au statut de tant d'autres mères (dont les mères adoptives) qui viennent prendre le relais de la mère génitrice. Dissociations, déclinaisons de la maternité et de la paternité qui existent, de fait, non seulement dans les familles composées artificiellement, mais aussi dans la complexité déjà effective des relations parentales des sociétés occidentales[3].

Bien au-delà de la GPA, une nouvelle forme de parenté se construit actuellement sous nos yeux en Occident au terme de laquelle la famille coïncide de moins en moins avec le couple procréateur. La parenté se fonde sur un principe universel en anthropologie de la parenté selon lequel les parents ne se définissent pas forcément comme ceux qui « fabriquent » les enfants avec leurs corps ou avec leurs substances corporelles, mais comme les adultes qui les nourrissent et les élèvent ; sont avant tout parents les individus que la société désigne comme tels[4]. Cette parenté sociale est, de fait, déjà prise en compte dans des systèmes culturels proches du nôtre : c'est le cas

---

1. *In* Jacques Derrida, Élisabeth Roudinesco, *De quoi demain... Dialogue*, Fayard, 2001.
2. *Ibid.*
3. *Cf.* les travaux d'Anne Cadoret, en particulier, *Parenté plurielle. Anthropologie du placement familial*, L'Harmattan, 1995.
4. Cette parenté sociale est, de fait, déjà prise en compte dans des systèmes culturels proches du nôtre. C'est le cas par exemple du *Children Art* en Grande-Bretagne, loi qui, depuis 1989, a aménagé un statut parental pour le beau-parent qui élève l'enfant de son conjoint.

par exemple du « Children Act » en Grande-Bretagne, loi qui depuis 1989 a aménagé un statut parental pour le beau-parent qui élève l'enfant de son conjoint.

Faisons le pari (et le vœu) qu'il ne sera plus nécessaire dans l'avenir de simuler des parentés naturelles, de faire l'impasse sur l'existence des donneurs de vie et d'accumuler des fictions sur les actes de naissance afin de donner une apparence de normalité à des situations modernes de parenté, comme c'est le cas des lois qui régissent tant l'AMP avec dons que l'adoption. Les familles multicomposées avec des coparents et des cogéniteurs sont des familles comme les autres, avec des « suppléments de père et de mère », les vrais parents n'étant pas forcément les engendreurs[1].

Continuant une évolution déjà largement commencée, la procréation du futur risque à mon sens d'être de plus en plus médicalisée, surtout si on continue de retarder l'âge du premier accouchement (on « fivera » probablement davantage que maintenant pour concevoir un enfant), tandis que la parenté sera, elle, de plus en plus sociale. Mais ce qui continuera à traverser l'histoire, c'est qu'*il y a* de la famille, c'est-à-dire du lien social organisé autour de la procréation. Lien qui ne me paraît pas particulièrement menacé par la GPA.

Faisons confiance aux patients, véritables métaphysiciens empiriques qui nous donnent l'occasion de réfléchir à une nouvelle métapsychologie des substances et des gènes.

Geneviève DELAISI DE PARSEVAL

L'auteur remercie Anne Cadoret et Chantal Collard de leur aide à la relecture du manuscrit. Ainsi que Laure Camborieux, présidente de l'association Maia.

---

1. Il est indispensable sur ce point de se référer au magistral ouvrage de Maurice Godelier, *Métamorphoses de la parenté*, Fayard, 2004.

LA CONCEPTION MENTALE
DES ENFANTS

Aujourd'hui, dans le droit français de la famille, la règle la plus importante, la plus jalousement protégée parmi toutes, est celle qui réserve le statut de mère biologique à la femme qui accouche. Avec les autres règles, on peut s'arranger, on peut faire des compromis, on peut fermer les yeux. Au contraire, les malheureuses qui osent transgresser cette disposition, transformées en véritables « usurpatrices », connaîtront les foudres de la loi, non seulement civile mais aussi pénale[1]. Dans un tel système, le don de gestation est inconcevable. En effet, il est perçu non comme un accord par lequel une femme offre ou loue des fonctions corporelles, mais comme une entente en vertu de laquelle elle cède ses droits de filiation. Autrement dit, elle abandonne « son » enfant. Les pays qui ont fini par admettre ces accords ont dû transformer cette manière de percevoir les liens de maternité et construire des modèles alternatifs qui ont véritablement subverti les représentations

---

1. Pour une étude détaillée de l'ensemble de cette problématique, voir Marcela Iacub, *L'Empire du ventre. Pour une autre histoire de la maternité,* Fayard, 2004.

de la grossesse. C'est la jurisprudence californienne qui est allée le plus loin en ce domaine, puisqu'elle a créé pour la première fois une notion de maternité biologique absolument détachée de tout fondement corporel. Ce changement s'est opéré à travers deux grands arrêts historiques qui méritent d'être examinés[1].

L'affaire Johnson vs *Calvert*[2] *(1993)*

Mark et Crispine Calvert ne pouvaient pas concevoir d'enfant parce que cette dernière avait subi une hystérectomie (ablation de l'utérus). Comme ses ovaires pouvaient toujours produire des ovules, ils ont embauché une mère porteuse, Anna Johnson, à qui ils se sont engagés à payer dix mille dollars ainsi qu'une assurance vie. En échange, celle-ci devait abandonner ses droits parentaux en faveur des Calvert après la naissance de l'enfant. Un médecin féconda l'ovule de Crispine avec le sperme de son mari et l'implanta dans l'utérus d'Anna Johnson. Peu après la confirmation de la grossesse, cependant, les relations entre les deux parties commencèrent à se détériorer. Pendant qu'elle était encore enceinte, Anna Johnson a demandé le paiement immédiat de la somme due en menaçant les Calvert, à la naissance de l'enfant, de ne pas renoncer à ses droits sur lui. Craignant les conséquences de ces menaces, les Calvert ont introduit une demande afin que les juges refusent tout droit parental sur l'enfant à Anna Johnson. Les magistrats donnèrent raison aux Calvert : ils étaient bien les parents biologiques de l'enfant. L'affaire vint en appel, où la décision fut

---

1. Pour les autres États et leur législation et jurisprudence respective concernant les maternités pour autrui, voir Radhika Rao, *Surrogacy Law in the United States*, *in* Rachel Cook, *op. cit*, p. 23-34.
2. 5Cal. 4th 84, 851 P.2d 776, 1993.

confirmée, et elle arriva finalement en 1993 jusqu'à la Cour suprême de Californie. Celle-ci donna à son tour raison aux époux Calvert en développant une argumentation qui devait avoir un grand retentissement, parce qu'elle transformait la notion de maternité.

Selon le Code de la famille de Californie à l'époque, une femme pouvait établir sa filiation biologique selon deux fondements différents qui se dégageaient des formes de preuve de la maternité : l'accouchement ou le rapport génétique avec l'enfant. Dans l'affaire, aussi bien Crispina Calvert qu'Anna Johnson étaient donc les mères de l'enfant selon la loi de Californie. La Cour suprême ayant décidé qu'un enfant ne saurait avoir qu'une seule mère biologique (ce qui, après tout, n'était pas évident), il fallait trancher le litige en s'appuyant sur un autre critère que ceux qui fondaient jusqu'alors la maternité biologique. C'est ainsi qu'elle introduisit comme élément tiers l'« intention » existant avant la conception d'élever l'enfant et de prendre soin de lui pendant sa minorité. Un élément non biologique venait donc définir la maternité biologique. Selon la Cour, l'intention préconceptionnelle servait à comprendre qui est le véritable auteur de l'enfant, celui sans qui un tel enfant ne serait jamais né. Ce « test de l'intention », comme elle l'appelle, fait de la « conception mentale » de l'enfant le facteur décisif de sa création : ce sont ceux qui sont à l'origine de cette conception mentale qui doivent être considérés comme les véritables responsables de cette création. La Cour dit exactement : « *The mental concept of the child is a controlling factor of its creation, and the originators of that concept merit full credit as conceivers.* » « Le concept mental de l'enfant est un facteur qui contrôle sa création, et les géniteurs de ce concept méritent pleine et entière considération en tant que concepteurs. » Les intentions, qui sont volontaires, choisies et délibérées, doivent donc déterminer la parentalité légale. Cette décision n'a pas été prise à l'unanimité. Les juges minoritaires ont objecté que ce raisonnement ne tenait pas compte d'un autre principe de causalité, physique cette fois-ci : la contribution de la mère porteuse est tout autant une condition *sine qua non* à l'existence de l'enfant. Quant au test de l'intention, ils lui objectèrent que l'enfant ne saurait être tenu pour une propriété intellectuelle « comme le sont les chansons ou les inventions ».

Cette objection est intéressante, mais un peu trompeuse. Car fonder des droits parentaux sur la conception mentale n'introduit pas plus entre les parents et leurs enfants un rapport de propriété que de les fonder sur un rapport génétique ou gestationnel. On peut même penser que c'est l'inverse : faire des capacités génétiques des parents ou de la gestation d'un enfant les deux fondements des droits parentaux ressemble à s'y méprendre à deux formes d'acquisition de droits de propriété. Un propriétaire peut en effet avoir des droits sur les « fruits » que produit sa propriété, par exemple sur les moutons qui naissent de ceux dont il est le propriétaire ; il peut aussi avoir des droits sur les choses qui se trouvent sur sa propriété et en sont indissociables, par exemple sur un arbre qui aurait été planté par quelqu'un d'autre ou sur les alluvions qui se forment sur son terrain. On parle en France, dans un cas, de droit d'accession sur ce qui est produit par la chose et, dans l'autre, de droit d'accession sur ce qui s'unit et s'incorpore à la chose (*cf.* articles 547 à 577 du Code civil). Ainsi, on peut dire que les droits des parents sur les enfants issus de leurs gamètes, fondés sur le fait qu'il s'agit de leur progéniture, sont des droits sur les produits spontanés de leurs corps, alors que ceux de la mère fondés sur la gestation sont des droits sur ce qui s'unit et s'incorpore à son corps, même si ce corps n'a pas produit de lui-même et spontanément ce fruit.

On pourra objecter que cette théorie suppose qu'on soit propriétaire de son corps comme d'une chose quelconque ; or ce n'est pas le cas. Outre que l'analogie n'en reste pas moins troublante et qu'on pourrait montrer que le droit de propriété hante depuis longtemps le droit de la filiation comme une sorte de modèle inconscient (de même qu'il hante d'ailleurs toute tentative pour penser la nature même de ce qu'est un droit), certains auteurs ont montré que la meilleure manière de penser le rapport de la personne à son corps était encore d'y voir une sorte de propriété, particulière, originaire, inaliénable, etc., mais propriété quand même[1].

Le problème n'est donc pas de savoir si l'enfant doit être conçu comme une chanson, un veau ou une alluvion, mais plutôt si on doit soumettre les liens généalogiques aux relations de causalité entre ces choses que sont les corps ou si on doit reconnaître la place éminente du projet parental dans l'établissement d'une filiation, laissant aux personnes le soin de mettre en commerce les moyens corporels qui permettent la conception et la gestation pourvu qu'on respecte les droits que chacun a sur son propre corps. Nul n'est obligé de louer son utérus, mais, s'il le fait, c'est en vue de mettre au monde l'enfant d'un autre, et le fait que celui-ci soit passé par son corps ne dit rien sur le cadre généalogique dans lequel s'inscrira l'enfant.

Cette solution ne pouvait cependant être admise que si était levée la seconde objection qu'opposait Anna Johnson aux époux Calvert. Celle-ci avait avancé en effet que le contrat de gestation violait l'ordre public pour deux raisons. Le Code pénal de Californie interdit le paiement en échange d'un consentement à l'adoption et parce qu'il lui imposait une « servitude

---

1. On se rapportera notamment sur ce sujet au beau livre de Jean-Pierre Baud, *L'Affaire de la main volée. Une histoire juridique du corps*, Seuil, 1993.

involontaire ». Sur le premier point, la Cour affirma que le contrat qu'elle avait passé avec eux n'avait rien à voir avec les lois concernant l'adoption, parce que les parties s'étaient engagées avant même la conception de l'enfant. Elle déclara que jamais les Calvert n'avaient songé à payer Anna pour qu'elle consente à l'adoption, qu'ils ne lui avaient payé que des services de gestation. Elle assimila donc pour la première fois l'accord de mère porteuse à un contrat de services, non pas à un contrat pour consentir à l'adoption. La question du contenu de l'accord étant ainsi réglée, restait celle de savoir s'il imposait à Anna Johnson une « servitude involontaire ». La Cour fit remarquer que le contrat qu'elle avait signé ne lui enlevait pas le droit d'avorter. La servitude d'Anna (c'est-à-dire la grossesse) n'était donc pas involontaire mais discrétionnaire, car il était dans son pouvoir de l'arrêter. Elle n'était pas tenue de continuer la gestation, mais seulement, si elle la continuait, de le faire en vue de mettre au monde l'enfant d'une autre.

La même année où fut prise cette décision, la Californie vota une réforme de son Code de la famille qui reprenait les conclusions de la Cour suprême en redéfinissant la maternité. Désormais, si une femme pourvoit l'ovocyte et l'autre la gestation, celle qui « a eu l'intention de faire naître l'enfant et de l'élever comme étant le sien est la mère biologique selon la loi de Californie ». Le critère de l'intention n'intervenait cependant ici que pour trancher un litige au cas où deux femmes avaient apporté l'une et l'autre l'un des deux supports biologiques de la maternité (ovule et grossesse). Le seul critère de l'intention pouvait-il toujours fonctionner en absence de tout apport corporel de la femme prétendant être la mère d'un enfant ? C'est cette question que posa l'étrange affaire Buzzanca, que la Cour suprême refusa d'examiner le 10 juin 1998, confirmant ainsi par défaut la décision de la cour d'appel qui avait rendu le jugement contesté[1].

L'affaire Buzzanca

L'origine de la petite Jaycee Buzzanca est très accidentée. Cinq ans avant sa naissance, Erin Davidson avait accepté de devenir donneuse d'ovule sous la condition qu'elle et son époux, avec qui elle avait quatre enfants, puissent donner leur avis sur la bénéficiaire du don. C'est ainsi que Mme et M. X. (ceux-ci sont restés anonymes tout au long de l'histoire) reçurent dix-sept ovules de la donneuse, fécondés par le sperme de M. X. : quatre embryons furent implantés dans le corps de Mme X., qui donna naissance à deux jumeaux, pendant que les autres embryons étaient congelés. Après la naissance des jumeaux, le centre médical laissa à M. et Mme X. trois choix possibles : les embryons restants pouvaient être détruits, consacrés à la recherche ou bien donnés à un autre couple. Ils choisirent d'en faire don, sans que les Davidson aient été avertis. John et Luanna Buzzanca, qui avaient fait plusieurs tentatives de fécondations infructueuses, en furent les bénéficiaires. Le 13 août 1994, l'un des embryons fut implanté dans l'utérus d'une porteuse professionnelle, Pamela Snell, qui avait déjà fait naître trois autres enfants dans le cadre de contrats de ce type. Douze jours plus tard, Pamela Snell et son mari signèrent un contrat de gestation avec John et Luanna Buzzanca.

Tout semblait donc se dérouler normalement jusqu'à ce que, huit mois plus tard, quelques semaines avant la naissance de Jaycee, le 26 août 1995, John décide de se séparer de Luanna et présente une

---

1. *In* re Marriage of Buzzanca, 61 Cal. App. 4th 1410, 1418, 1998).

requête de divorce, dans laquelle il affirmait que le mariage n'avait produit aucun enfant. Luanna, qui souhaitait être la mère de l'enfant, contesta l'affirmation de son époux et porta l'affaire devant les tribunaux. En mars 1997, le tribunal décida que John n'était pas le père de l'enfant, parce qu'il n'avait pas donné son sperme pour la naissance de Jaycee, et que Luanna n'était pas la mère parce qu'elle n'avait contribué à la venue de l'enfant ni par ovule ni par accouchement. Par ailleurs, Pamela Snell, la porteuse, n'était pas non plus la mère, parce que cela avait été accordé dans le contrat de gestation qu'elle avait signé avec le couple. La petite Jaycee, qui avait huit parents potentiels (le couple qui avait donné l'ovule, celui qui avait donné le sperme, celui dont l'enfant avait été accouché et enfin les Buzzanca), se retrouvait donc sans filiation aucune.

La cour d'appel infirma ces conclusions. Le Code de la famille de Californie ne prévoyait pas explicitement ce type de situations. La cour dut extrapoler de différentes règles, le principe général selon lequel les personnes sont responsables des effets reproductifs de leurs actes. La chose n'était pas trop difficile pour la paternité. La loi californienne, comme la loi française, prévoit en effet qu'un homme qui consent à l'insémination artificielle de son épouse avec un donneur doit être tenu pour le père de l'enfant. Le problème était qu'en l'occurrence l'épouse de John n'était pas celle qui avait accouché de l'enfant. Cependant, la cour considéra que l'intention de la loi était que ce soit l'homme ayant eu l'intention d'élever un enfant et ayant consenti à une procédure médicale pour le faire qui soit déclaré père de l'enfant. Elle étendit donc ce principe par analogie au cas de John.

Toutefois, la cour a eu paradoxalement plus de mal à établir la maternité de Luanna, alors même que celle-ci ne cherchait pas à la contester. En effet, il n'existait pas pour la maternité un principe général semblable à celui qu'on pouvait déduire pour la paternité des règles encadrant le don de sperme. Même l'affaire *Johnson* vs *Calvert* ne disait rien de tel. La Cour suprême avait en effet précisé à cette occasion qu'il y avait deux manières d'établir la maternité, l'accouchement et l'apport d'ovocytes, et elle n'avait eu recours au « test de l'intention » que pour trancher entre les deux. Ici, l'un et l'autre faisaient défaut. Mais les juges raisonnèrent pour la maternité, par analogie avec la paternité, en invoquant le principe de non-discrimination entre les sexes. Puisque les hommes pouvaient devenir pères des enfants par une intention de faire naître, les femmes devaient aussi le pouvoir. Luanna put ainsi être déclarée mère de Jaycee.

Le critère qui avait servi à trancher le conflit entre deux fondements de la maternité dans l'affaire Calvert devenait donc ici le critère de la maternité elle-même, un troisième critère qui pouvait désormais fonctionner par lui-même. La maternité venait de perdre tout ancrage à quelque puissance corporelle que ce soit. Pour la première fois dans l'histoire occidentale, la maternité devenait aussi peu charnelle qu'avait pu l'être la paternité. Tout se passe comme s'il avait fallu que soient séparés ces deux principes corporels de la maternité que sont les ovules et la grossesse pour que la mère et l'enfant puissent être rattachés l'un à l'autre par une relation purement morale : la volonté. Comme si le jeu entre les puissances du corps avait permis de faire droit à l'esprit non seulement comme régulateur de leurs conflits, mais comme source positive de relations qui leur étaient tout à fait étrangères.

Pour bien comprendre l'importance de cette évolution du droit californien, il faut la comparer aux autres législations qui ont autorisé la maternité pour autrui. Ainsi, la loi israélienne considère elle aussi comme mère la femme commanditaire, même si elle n'a pas apporté son ovule. Elle exige en revanche que l'enfant ait été conçu avec le sperme de l'homme dans toutes les circonstances, que le couple ait recours à un don d'ovule ou non. Dans ce cas, la maternité se déduit des liens de l'épouse avec le mari, inversant, en somme, le modèle classique, tout en maintenant une certaine asymétrie. Le droit anglais, depuis 1990, va plus loin encore dans cette inversion, dans la mesure où il exige seulement qu'un des membres du couple pourvoie aux gamètes, que ce soit le mari ou l'épouse. Ici maternité et paternité semblent prendre un caractère parfaitement symétrique : très exactement comme la paternité peut être établie par les liens de l'époux avec sa femme, la maternité, par les liens de l'épouse avec le mari. Ce n'est que dans l'affaire Buzzanca que, pour la première fois, on a pu créer un rapport maternel par analogie avec le rapport paternel, sans qu'il soit nécessaire de reproduire un schéma symétrique et inversé. Pour la première fois, on a pu créer un rapport de filiation biologique fondé sur la seule volonté des parties.

Certes, dans cette affaire, la mère était volontaire. Les juges auraient pu réagir différemment si Luanna n'avait elle-même pas désiré devenir la mère de cet enfant. On peut toutefois penser qu'ayant reconnu ainsi un droit fondé uniquement sur la volonté la Californie finira par reconnaître que la volonté crée aussi des obligations et qu'on est aussi redevable de ce qu'on a voulu qu'autorisé à s'en réclamer.

Conclusion

Si l'on veut dégager une « leçon » de ces étonnants arrêts des juges californiens, on retiendra que la règle qui pose la volonté comme fondement de la filiation biologique a des avantages considérables en termes d'égalité entre les sexes et les sexualités. En effet, une telle règle crée des conditions d'accès à la maternité et à la paternité biologique entièrement égalitaires. Elle peut enfin effacer, grâce au critère de l'intention, les statuts sexués des parents, de la même manière que l'on a effacé les autres distinctions qui grevaient le statut sexuel des époux. Cette transformation pourrait servir aussi à construire un nouvel ordre de la filiation dans lequel pourraient être inclus non seulement les couples hétérosexuels stériles du fait de l'épouse, mais aussi les couples du même sexe.

En effet, il semblerait qu'une véritable égalité aussi bien entre les sexes qu'entre les sexualités ne puisse être atteinte en matière de filiation que par une redéfinition de ses fondements, par la substitution à la chair et plus précisément du ventre maternel, par des intentions matérialisées dans des accords. Grâce à la décision de cette cour d'appel californienne, pour la première fois, la parentalité est définie comme une « œuvre » et non comme le résultat physiologique d'un corps. Un fils ou une fille peuvent être définis comme celui ou celle que l'on a décidé de faire naître. Un parent, comme celui ou celle par la décision de qui quelqu'un est né indépendamment de tout support corporel.

Toutefois, cette « œuvre », il ne faut pas l'oublier, a été moins le fait du couple Buzzanca ou des exploits médicaux que des juges qui ont ainsi refondé d'une manière nouvelle la filiation comme pure construction juridique. Ils se sont comportés selon une tradition médiévale, comme des juges souverainement « artistes ». Comme disait la glose qu'Ernst Kantorowicz a joliment rappelée : « Faire quelque chose à partir de rien, c'est instaurer un nouveau droit, c'est-à-dire légiférer[1]. »

Marcela Iacub

---

1. « La souveraineté de l'artiste. Note sur quelques maximes juridiques et les théories de l'art à la Renaissance », *in Mourir pour la patrie*, traduit de l'américain et de l'allemand par Laurent Mayali et Anton Schulz, PUF, 1984, p. 49.

CAUCHEMAR DE SOIE

Se reproduire, donner un peu de soi de génération en génération jusqu'à l'infiniment infini.

Quelle part de soi-même se transmet, ou mettre le curseur ?

Un soi à l'identique, un semblant de soi. Cet enfant me ressemble, un peu, beaucoup, à la folie… ?

Le vieux débat entre l'inné et l'acquis n'en finit pas de rebondir. Les découvertes biologiques relancent sans cesse la notion d'identité.

Tout récemment, l'éventualité d'un clonage humain renforce les rêves de reproduction à l'identique, ou de poursuite de soi jusqu'à l'immortalité.

Est-ce un rêve que seuls les riches (crédules) peuvent envisager ?

Rêve de soi ou cauchemar de soie.

L'individualité repose sur des données génétiques et sur une culture qui s'exprime dans un environnement.

L'étude de l'ADN montre que les humains sont tous semblables à 99,90 % ; seule une infime fraction (0,1 %) des trente mille gènes qui sont contenus dans les chromosomes est à l'origine des différences génétiques individuelles. Ce peuvent être des mutations parfois redoutables.

Mais ces modifications concernent souvent le changement d'une seule base au sein d'un nucléotide.

Ces modifications n'ont que très peu de conséquences, *a fortiori* quand elles siègent dans une zone non codante.

Néanmoins, du fait de ces minimes variations, aucun individu n'a exactement la même séquence d'ADN, sauf les vrais jumeaux.

Il existe également des variations portant sur de très courtes séquences d'ADN qui se répètent de façon consécutive et constituent pour chacun d'entre nous une empreinte génétique.

Deux personnes sans liens familiaux n'ont qu'une possibilité sur 10^{12} de posséder la même empreinte génétique et si elles sont de la même famille, cette probabilité reste encore très faible (1/40 000).

Cette individualité génétique se complète d'une intolérance immunitaire à tout ce qui est étranger. Un organisme déclenche une réaction de rejet s'il entre en contact avec une entité qui lui est étrangère alors qu'il tolère toute entité qui lui est propre ou tout du moins qui a le même groupe tissulaire. Il existe sur la plupart des cellules de l'organisme des antigènes nommés HLA (Human Leucocytes Antigenes). Ce complexe HLA est formé d'un groupe d'antigènes très polymorphes et combinés de façons très diverses, si bien qu'il est pratiquement impossible de trouver deux personnes identiques (en dehors des vrais jumeaux).

Mais, de ce point de vue, la grossesse est une situation paradoxale.

Le soi (la mère) va tolérer la greffe de cellules étrangères (le père) car l'organisme féminin devient tolérant pour qu'il y ait grossesse. Cela grâce à l'antigène HLAg qui est l'antigène de tolérance au sein des antigènes de différences.

C'est ainsi que la grossesse est l'exemple que, dans le « soi » de chacun de nous, il y a toujours du soi de l'autre. Le microchimérisme fœto-maternel existe, il est lié à l'échange de cellules entre mère et fœtus.

On a pu retrouver dans l'organisme maternel, jusqu'à vingt-sept ans après l'accouchement, des cellules de l'enfant non rejetées par la mère.

De même, dans le cas d'une grossesse de jumeaux, on peut trouver chez chacun des enfants des cellules du frère ou de la sœur.

Dès lors, on peut envisager avec E. Carosella que l'individualité immunologique est faite d'un soi singulier au sein d'un soi de l'espèce. Mais qu'il peut y avoir une appropriation temporaire du non-soi, voire une possibilité d'« un soi » adoptant comme dans le cas d'une greffe d'organe tolérée.

Génétique et immunologie éclairent donc l'aspect biologique, l'humain qui se définit également par son individualité psychique et sa personnalité anthropique, ce sont sans doute ces trois dimensions ensemble qui permettent d'identifier la singularité d'une personne.

Soi et altérité, voilà le couple infernal, source de tant de charmes, de conflits, de destructions.

Exister et accepter l'autre.

Comprendre et accepter qu'enfanter c'est participer à un autre différent et non semblable, puisque nous-même nous ne sommes que le résultat d'un autre presque identique sur le plan biologique bien que constamment modifié d'une descendance à l'autre.

Un être n'est qu'une continuité spatio-temporelle d'interactions (Thomas Pradeu). Il n'y a pas de personne humaine sans un rapport à l'autre.

L'autoreproduction par le clonage remet en question l'altérité et laisse percevoir la venue au monde en mal de devenir des personnes.

L'ectogenèse vient renforcer la solitude garantie.

Le rêve de l'autoreproduction, qui permettrait d'atteindre l'éternité, est véhiculé par certains courants, les plus caricaturaux étant des sectes qui formulent clairement les idées de valorisation de surhomme que d'autres n'osent murmurer ou ne veulent pas voir.

Les raisons pour lesquelles il faut s'opposer au clonage reproductif sont pour l'essentiel au nombre de quatre, que l'on peut décliner *crescendo* :

— la première est qu'il n'y a pas de véritable nécessité : dans la mesure où il ne saurait être question d'expérimenter sur l'humain, la seule raison qui pourrait être alléguée serait une indication médicale pour les couples stériles. Or, pour un couple stérile désirant avoir un enfant, il existe aujourd'hui quatre possibilités alternatives : le don de sperme, le don d'ovocytes, le don d'embryon et l'adoption ; et nous ne connaissons pas un couple stérile qui ne puisse bénéficier d'au moins une de ces possibilités ;

— la deuxième raison est que cette technique représente actuellement un risque majeur. Les expériences sur l'animal donnent de nombreuses morts fœtales. Or, dans la médecine prénatale telle que nous la pratiquons, il suffit que nous dépassions de 5 % le risque de telle ou telle anomalie pour que le couple informé nous pose la question de savoir s'il faut poursuivre la grossesse. Se lancer dans le clonage reproductif est donc une véritable loterie qui entrerait en totale contradiction avec toute notre démarche de précaution médicale ;

— la troisième raison concerne l'enfant qui naîtrait de cette technique, qui serait en danger psychique du fait d'un risque d'aliénation majeure car il serait pris dans une sorte de prison mentale. En effet, tout enfant, même s'il est l'objet de la part de ses parents de diverses projections, dispose tout de même d'un espace de liberté psychique, dans la mesure où il peut, du point de vue imaginaire, se constituer psychiquement entre l'un et l'autre. Or ici cet espace de liberté mentale n'existe plus, et il pourrait avoir l'impression en regardant son « père » (s'il en est le clone) de voir son futur se dérouler devant lui. Ce sentiment de prédétermination, encore une fois, paraît source d'une aliénation majeure. En tout cas, c'est un risque suffisamment fort pour, à lui seul, interdire cette pratique ;

— enfin, la quatrième raison, d'ordre à la fois éthique et idéologique, est que le clonage reproductif (comme le montre le discours délirant des Raëliens, qui y voient, à tort évidemment, une façon d'atteindre l'immortalité) affirme un primat du biologique qui me paraît dangereux, parce qu'il ouvre la porte à toutes sortes de dérives : le fait de préférer ce qui vient de soi, plutôt que ce qui vient de l'autre exalte les idéologies qui supputent une supériorité innée de certains et ouvre la voie à la hiérarchisation des êtres, donc à la barbarie. Bien entendu, je ne me place pas du point de vue de l'individu ou d'un couple stérile qui fait une telle demande et dont il faut comprendre la souffrance, mais je me place du point de vue de la société, de ce qu'elle autorise. À cet égard, le clonage reproductif paraît menacer gravement les valeurs essentielles par le renfermement sur soi qu'il implique. Si l'on devait définir le clonage reproductif, on pourrait dire que c'est un acte d'arrogance sans nécessité médicale.

Pour toutes ces raisons, il faut être opposé à la mise en œuvre de cette technique, c'est-à-dire en fait condamner fermement l'acte qui consisterait à transférer un embryon cloné obtenu en laboratoire dans l'utérus d'une femme dans le but d'un développement vers la naissance d'un enfant. Or, si l'on s'oppose à cet acte qui aboutit au clonage reproductif, il faut être conséquent, et l'interdire non pas dans tel ou tel pays, puisque l'on pourra toujours le faire dans un pays voisin ou plus lointain, mais au niveau mondial.

Il faut donc pénaliser le clonage reproductif de telle sorte que cette infraction relève d'une juridiction internationale dans la mesure où, comme le montrent nombre d'exemples de par le monde, on ne peut confier l'application de la législation internationale aux seules législations nationales.

Il est remarquable d'observer l'état de la discussion à l'ONU où cette question a été posée en février 2001. La France et l'Allemagne ont tenté de définir un point consensuel, interdiction pure et simple du clonage reproductif ; ce projet, pourtant soutenu par de nombreux États, a finalement capoté par l'action des États-Unis et du Vatican. En effet, ceux-ci ont voulu interdire toute forme de clonages (y compris le clonage thérapeutique) afin d'interdire le clonage reproductif. Cette position maximaliste, qui sous-tendait en fait l'interdiction de toutes recherches sur l'embryon, ne peut avoir l'assentiment de nombreux États dont certains (l'Angleterre, la Norvège, par exemple) ont déjà voté une législation autorisant le clonage thérapeutique.

Si l'on pensait qu'interdire le clonage thérapeutique permettrait d'empêcher la connaissance du mécanisme du clonage et de ce fait sa transposition vers le clonage reproductif, les faits tendent à démontrer le contraire ; il eût fallu dans ce cas interdire le clonage chez l'animal pour empêcher tout transfert de technologie chez l'homme.

La position progressiste aujourd'hui est d'être ferme sur l'interdiction du clonage reproductif de façon à libérer la recherche sur l'embryon dont nous avons à attendre de nombreuses retombées thérapeutiques.

René FRYDMAN

PRÉSENTATION DES AUTEURS

Éliette ABÉCASSIS est écrivain. Elle est l'auteur d'*Un heureux événement* (Albin Michel, 2005).

Marilia AISENSTEIN est psychanalyste (Société psychanalytique de Paris). Elle est l'auteur de *L'Hypocondrie*, avec A. Fine et G. Pragier (PUF, 1995).

Évelyne BLOCH-DANO est écrivain et a publié *Mme Zola, Flora Tristan, Mme Proust* (Grasset, 2005).

Daniel BORRILLO est juriste, professeur à l'université Paris-X-Nanterre. Il a publié *L'Homophobie* (PUF, « Que sais-je », 2000).

Danièle BRUN est psychanalyste, professeur à l'université Paris-VII. Elle a notamment publié *La Passion de l'amitié* (Odile Jacob, 2005).

Marie DARRIEUSSECQ est écrivain et auteur de *Truismes, Le Bébé, Le Pays* (POL, 2005).

Geneviève DELAISI DE PARSEVAL est psychanalyste et a notamment publié *La Part de la mère* (Odile Jacob, 1997) et *L'Art d'accommoder les bébés* (Odile Jacob, 2001).

Caroline ÉLIACHEFF est pédopsychiatre, psychanalyste et a publié *À corps et à cri* (Odile Jacob, 1993), *Vies privées* (Odile Jacob, 1997) et *Mères-Filles*, avec N. Heinich (Albin Michel, 2004).

Muriel FLIS-TRÈVES est psychiatre et psychanalyste à la maternité de l'hôpital Antoine-Béclère, professeur à l'université Paris-XI. Elle est l'auteur de *Bébé-Attitude* (Plon, 2005).

René FRYDMAN est gynécologue-obstétricien, chef de service de la maternité de l'hôpital Antoine-Béclère et professeur à l'université Paris-XI. Il a notamment publié *Lettre à une mère* (Iconoclaste, 2003) et *Ma grossesse, mon enfant* (Odile Jacob, 2003).

Marcela IACUB est juriste et auteur de *L'Empire du ventre* (Fayard, 2004).

Yvonne KNIBIEHLER est historienne, professeur à l'université d'Aix-en-Provence. Elle a notamment publié *Histoire des mères et de la maternité en Occident* (PUF, « Que sais-je ? », 2000), *La Sexualité et l'Histoire* (Odile Jacob, 2002).

Marie-Christine LAZNIK est psychanalyste. Elle est l'auteur de *L'Impensable Désir* (Denoël, 2003).

Janine MOSSUZ-LAVAU est politologue, directrice de recherche au CNRS et à la FNSP. Elle est notamment l'auteur de *Les femmes ne sont pas des hommes comme les autres* (Odile Jacob, 1997) et des *Lois de l'amour* (Payot, 2002).

Hélène PARAT est psychanalyste (Société psychanalytique de Paris). Elle est l'auteur de *L'Érotique maternelle* (Dunod, 2000).

Évelyne PISIER est écrivain, professeur en droit public à l'université Paris-I et à l'Institut d'études politiques de Paris. Elle a notamment publié *Juste une question d'âge* (Stock, 2005).

Marcel RUFO est pédopsychiatre et directeur de la Maison de Solenn. Il est l'auteur de *Détache-moi* (Anne Carrière, 2005).

Martine SEGALEN est ethnologue, professeur à l'université Paris-X-Nanterre. Elle est notamment l'auteur de *Grands-Parents, la famille à travers les générations*, avec C. Attias-Donfut (Odile Jacob, 1998) et du *Nouvel Esprit de famille*, avec C. Attias-Donfut et N. Lapierre (Odile Jacob, 2002).

TABLE

Cet ouvrage a été composé et mis en pages
chez Nord Compo (Villeneuve-d'Ascq)

N° d'impression :
N° d'édition : 7381-1691-X
Dépôt légal : octobre 2005

Imprimé en France